「脱ひばく」いのちを守る

原発大惨事がまき散らす人工放射線

Matsui Eisuke
松井英介

花伝社

「脱ひばく」いのちを守る——原発大惨事がまき散らす人工放射線◆目次

はじめに

『ビッグコミックスピリッツ』の人気漫画「美味しんぼ――福島の真実」シリーズに、鼻血のシーンが登場するやいなや、日本政府の要人・地方自治体の首長・学者・研究者・専門家などが、一斉に「美味しんぼ」攻撃を始めました。「美味しんぼ」の出版社・小学館には大音響の右翼宣伝車が差し向けられました。今回の「美味しんぼ」攻撃の特徴は、東電原発事故の原因をつくった日本政府が直々乗り出していることです。

安倍晋三首相、菅義偉官房長官、石原伸晃環境大臣、石破茂自民党幹事長ら、国家権力のトップにいる人たちが、打ち揃ってテレビなど大手メディアに登場し、「美味しんぼ」を攻撃しました。「ペンは剣よりも強し!」と言いますが、ペンの力を怖れた彼らは、作者の雁屋哲さんたちと出版社を脅迫し、作者の手からペンを奪い取ろうとしたのです。きわめて異様な出来事ですが、彼らは恥も外聞もかなぐり捨てたといえるのではないでしょうか。

彼らの後には、国際原子力機関(IAEA)、国連科学委員会(UNSCEAR)など原発推進国連機関が、3・11大惨事以降密着しています。強力な後ろ盾です。そして彼らの脇を固めるのが、ジャック・ロシャール氏に率いられ、最大の原子力産業・フランスのアレヴァによって財政的に後援されたエートス（ETHOS）グループです。

これら、国際的に手を結んだ原子力ロビイストは、福島県下の草の根で、人びとの心に「放射能恐怖症（Radiophobia）：放射性物質を怖がるから病気になる」という言葉を刷り込んできました。

3・11大惨事直後に長崎大学から福島県立医大副学長に就任した山下俊一氏が福島県内各地で、「一〇〇ミリシーベルト以下なら大丈夫。ニコニコしていれば大丈夫。クヨクヨするから病気になる」と講演してまわり、国際的にもMr.100mSvとして有名になりました。彼はその後、各医学会総会でも特別講演を展開しましたが、そこで彼が話したのが、エートス（ETHOS）・「放射能恐怖症（Radiophobia）」でした。

山下俊一氏は二八年前のチェルノブイリ事故の後、大きな被害を受けたベラルーシやウクライナに出かけましたが、彼の活動を財政的に支えたのが日本財団（旧笹川財団）だったという歴史事実は有名です。

国際ロビイストの当面の政治課題は、アジア、中近東、アフリカ諸国をはじめ世界各国に原発を売り込むことです。安倍首相が黒海南岸のトルコに、自ら神輿に乗って出かけていったの

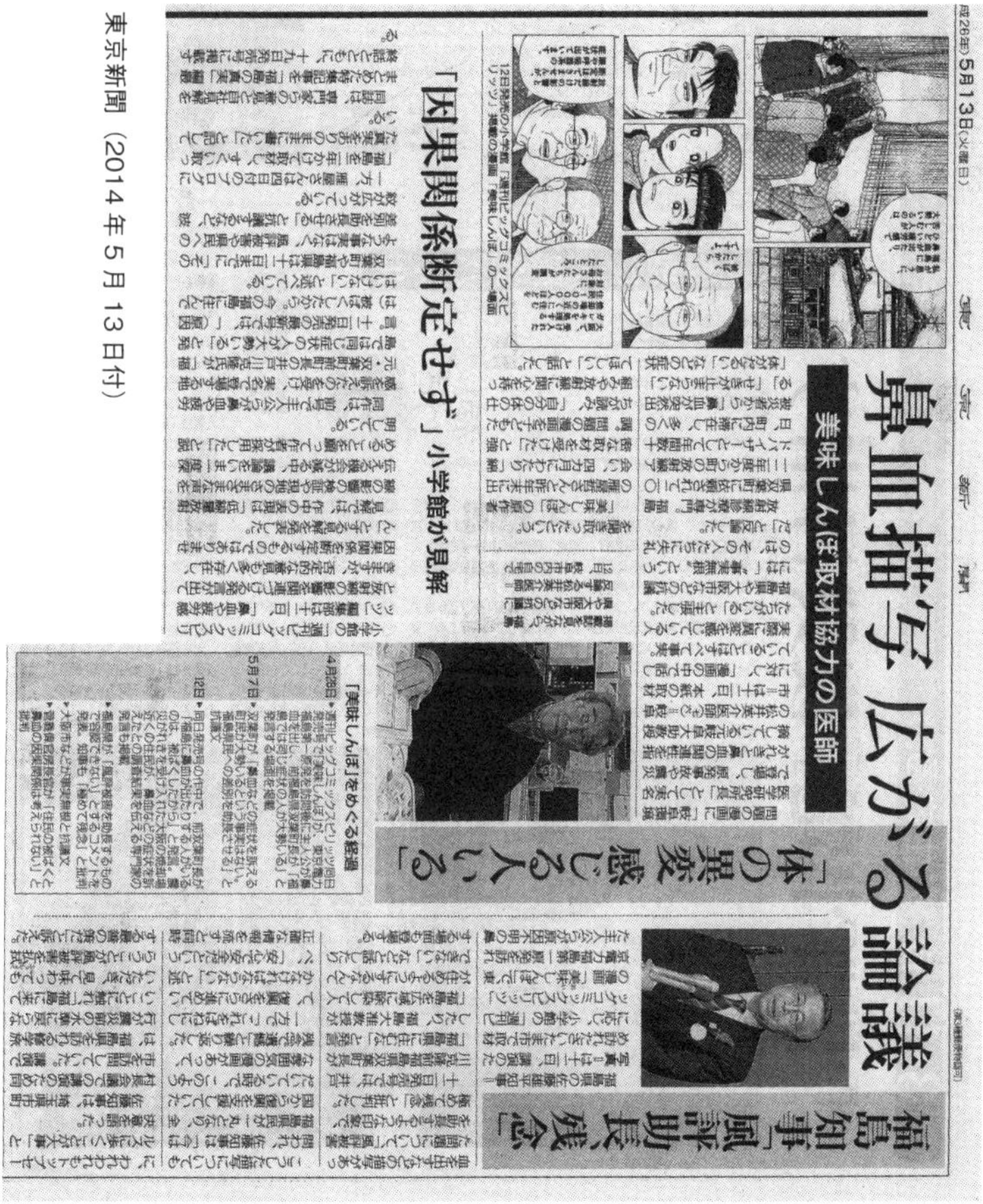
鼻血描写 広がる論議
美味しんぼ取材協力の医師
「体の異変感じる人いる」
福島知事「風評助長、残念」
「因果関係断定せず」小学館が見解
「美味しんぼ」をめぐる経過

東京新聞（2014年5月13日付）

は、世界的な原発セールスの一環でしょう。黒海の北東がウクライナであり、現在起こっている紛争の舞台・クリミヤが黒海に半島状にとびだしている（原発建設に向いた）地域であることも、視野に入れておく必要があります。

これら世界的にセールスされている原発は、三菱重工とアレヴァのプロジェクトです。安倍首相はチェコにも出かけましたが、チェコの原発は東芝とアメリカのウエスティングハウス製です。チェコの原発に関しては、いち早く脱原発を決めた隣国・オーストリアで強力な反対運動が起こっています。

これら国際原子力ロビー（原子力産業・政府・ＩＡＥＡ・ＵＮＳＣＥＡＲ・国連安保理など）は、東電福島原発事故による健康障害はほとんどなかった、あるいは病気が見つかっても東電原発事故とは関係ないと事故直後から言い続けていました。日本のテレビをはじめマスメディアの多くも、これに「右へならえ」をしてきました。

東電大惨事から三年が経過して、全てが事故以前に戻り、福島には何も問題はなかったというイメージがふりまかれています。そこへ、現れたのが、「美味しんぼ」だったというわけです。国際原子力ロビーによる世界的原発セールスを成功させるためには、「美味しんぼ」は抹殺されなければならない存在だったのです。

しかし、フクシマをはじめとする東電原発事故被害現地では、三年三ヶ月が過ぎ去った今なお極めて非人間的な毎日が続いています。例を挙げればきりがありませんが、以下にいくつかの事例をご紹介します。

仮設住宅でくらす人たち

福島県双葉町民約七〇〇〇人は、福島県内と県外全国各地に避難を余儀なくされました。

私は、双葉町の放射線アドバイザーですので、福島県、埼玉県、茨城県にある六ヶ所の仮設住宅・避難所・借り上げ住宅の方がたに、「低線量」放射線内部被曝の話を聴いていただき、交流を深める機会に恵まれています。お年寄りが多かったのですが、熱心に話を聴いて下さいました。また、活発な意見交換ができました。福島の人はものを言わないなどと聞きますが、私が出会った人びとはそうではありませんでした。東電と政府の責任についてはっきりと発言する方々がおられました。

町中の住民が避難を余儀なくされた双葉町の放射線量は、後でご紹介するようにとてつもなく高くとても暮らせる状態ではありません。ところが避難した先の仮設住宅の室内でも、空間線量は年間一ミリシーベルト（1mSv/yr）を超えているのです。

福島市仮設住宅内では、年間一・七五ミリシーベルト（毎時〇・一九マイクロシーベルト）

を計測。白河市では、年間一・六六ミリシーベルト（毎時〇・二マイクロシーベルト）。いわき市三崎公園では、年間一・四七ミリシーベルト（毎時〇・一六八マイクロシーベルト）でした。

一九九一年制定の「チェルノブイリ法」は、年間一ミリシーベルト（1mSv/yr）以上の地域からは避難する権利を定めました。一九七七年に発表された「マンクーゾ報告書」は、原子炉運転作業に携わる労働者を年間一ミリシーベルト以上の現場で働かせてはならないとしています。

仮設住宅の放射線量は高すぎるのです。子どもと一緒に暮らしている家族はありませんでした。また仮設住宅があまりにも狭い（三畳二間に台所と風呂）のも、家族が分断される原因だと考えさせられました。このような環境での生活がすでに、三年三ヶ月以上になります。冬は寒く、夏は暑い。隣との壁が薄いので、声が聞こえる。そのことが気になり、耐えられなくなって、精神病院に入院した方もあると聞きました。自らいのちを断ってしまった方がたも珍しくないと、聞きました。

「美味しんぼ」事件では、なぜか鼻血だけが大きな話題になり、攻撃対象になりましたが、現場の状況は生易しいものではありません。

福島市の仮設住宅でお会いした山田さん夫妻（震災当時：光重さん八六歳、順子さん八二歳）の話が忘れられません。原発から四キロメートル、代々の専業農家で二町歩の米作り、築二〇〇年、間口二〇メートルの二階建て。大きな稲作農家ですが、酒造りもやっておられたのです。それは「山桜」と「大光」という二つの銘柄。戦後のある時期まで母屋の裏には美味しい水がこんこんと湧き出していました。光重さんは五歳の頃のことをよく覚えていると嬉しそうでした。ところが東電原発がやって来てから、この豊かな湧水は出なくなってしまったのです。今では二〇メートルも深いところまでボーリングしてポンプで汲み上げなければなりません。余分な電気エネルギーを使わないと、苗床づくりや田んぼの水も手に入らなくなってしまいました。

秋にはおじいちゃんが渋柿をもいで、おばあちゃんが二階の軒先に吊るす。その数、一連に一〇個が千連、合計一万個。地震で土蔵と母屋の一部は壊れたけれど、先祖代々の家はそのまま残っている。でも近づけない、帰れない。原発から四キロ地点にある山田地区の空間線量は年間一〇四二ミリシーベルト。年間一シーベルト（1Sv/yr）を超えているのです。

「原発関連の交付金で造った物はすべて町に置いてきました。原発の誘致は町だけで出来ない、県が大きく関わってはじめて可能となる。私たちは全国の人たちから、『お前たちが原発を誘致しておいて被害者面するな』という批判を受けている。私たちはどこにいても本当の居場所がない今、苦悩に負けそうになりながら必死に生きている」
「町には古くから先人が築いてきた歴史や資産があります。歴史を理解していない人に中間貯蔵施設を造れとは言われたくありません。町民の皆さんが十分議論した後に方向を決めていただきたい。若い人に決めてもらうようにしてほしい」

この言葉は、辞任に追い込まれた井戸川町長が一月二三日に書かれたメッセージ「双葉町は永遠に」の一節です。双葉町のウェブサイト（http://www.town.fukushima-futaba.lg.jp/2881.htm）でその全文が読めるので、ぜひともお目通しください。

「ネズミが家の中に入ってきて、大切な家具や柱をかじるので困っています」
「一時帰宅で、短い時間、久しぶりに帰るとネズミの糞や尿がそこここにあるのです。以前に仕掛けたネズミ捕りの中に死骸を見つけると、もう嫌になってしまいます」

東電福島第一原発の事故現場に近い双葉町の方々が避難している福島市や郡山市の仮設住宅で聞いた話です。

福島県内外に作られた十数ヶ所の仮設住宅や借り上げ住宅に、離ればなれに住んでいる双葉

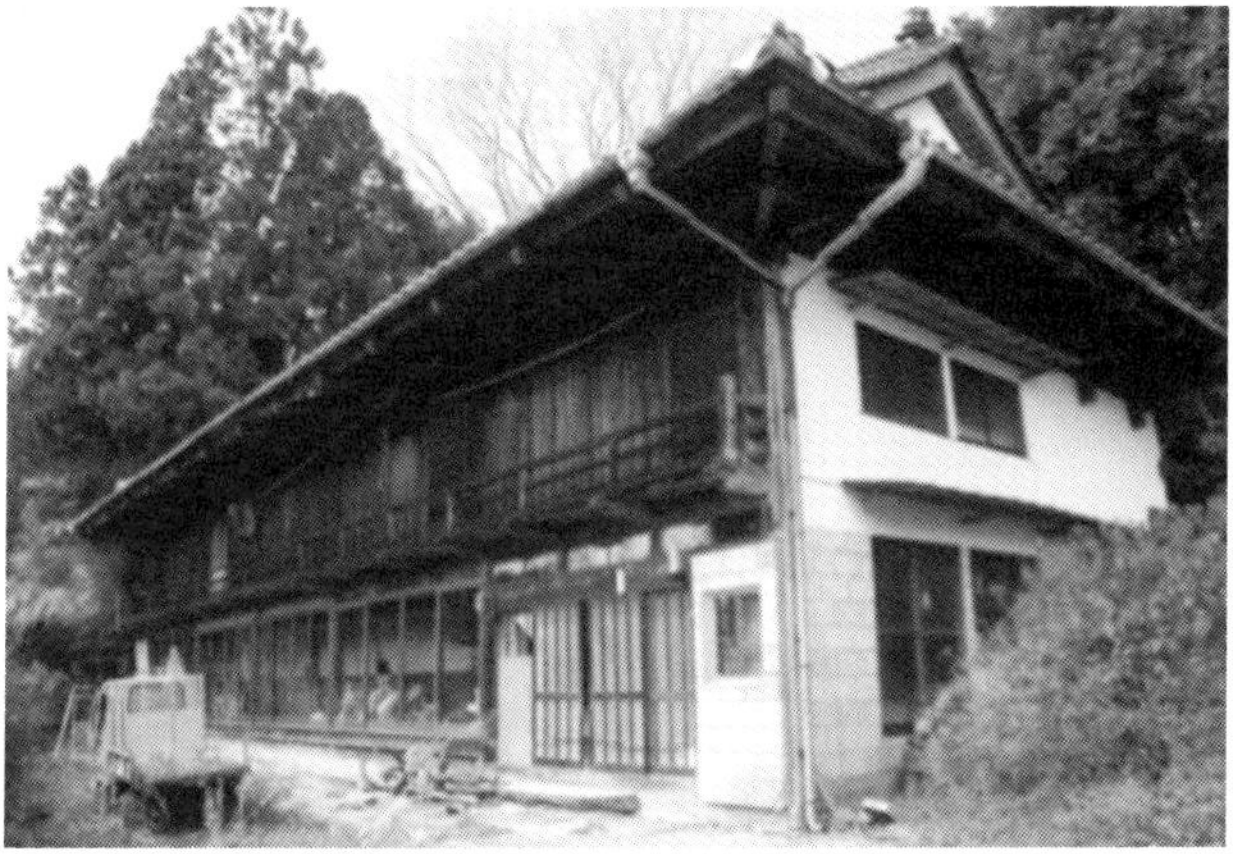

2013年3月14日、山田光重・順子さん宅母屋。原発から約4km、88μSv/h（771mSv/y）。

町の方がたを、私は再び訪ねます。

古い歴史を誇る双葉町では、先祖代々受け継がれてきた着物や鎧や甲など、貴重な文化財が、そのまま個々人のお宅に残されたままになっています。放射性物質に汚染されたので、持ち出せないのです。家族のアルバムなども、そのまま〝ふるさと〟に置いてきたままです。ですから、すでに二年八ヶ月近く、日々暮らしている三畳二間と台所と風呂の仮設住宅には、想い出の品はほとんどないのです。

東電と日本政府は二〇一二年三月、一人あたり月々一〇万円の賠償金五年分を前倒しした六〇〇万円を支払うことを決定し、全て済んだことにしたいようです。彼らは自ら撒き散らした放射性物質を「無主物＝何人の所有にも属さいないもの」

だとして、開き直っていますが、とんでもない話です。

浪江町の酪農家・菅野みずえさんの話

「一万五〇〇〇頭ほどの牛を殺処分した。それでも放れ牛がいて、人間を信頼して寄ってくる。『ごめんね、ごめんね』と言うしかなかった」

「二〇一二年一月に、うちのワンコが突然吐血して死んだ。その後仮設のワンコが次々に死んだ。仮設住宅は、阪神・淡路大震災の時につくられた法律によって建てられているので東北の冬を想定した造りではない。寒い冬に、コンパネの床に寝る老後を送るとは思いも寄らなかった」

これは、「帰宅困難区域」とされた福島県浪江町の酪農家・菅野みずえさんの話です。

「今私たちは先祖の菩提寺に参りましても、手袋で靴の上にビニール袋を履いています。素手で何かに触ることなどありません。蝶々さえ見ることはありません。ツバメの巣は軒から落ちてしまいました。あれほど大きかった蔵の青大将にも会いません。見るのも嫌でしたが、今となっては素肌で地を這う蛇は生きていられないのかと哀れに思われます。人のせいです」

「私は拗ねているのか、国や県から絆と言われるのが嫌な気がします。『絆とはべこ繋ぐ紐のことだべ、おらたちは誰に繋がれ、どこさ連れて行かれるべか』そんな気がするのです。『紐で人さ繋がれるもんでねえ、人は自分で手さ繋ぐんだもの、紐さ要らにぃべ』そう思っています」

みずえさんの話を紹介して下さったのは、小浜市にある明通寺の住職・中嶌哲演さんです。哲演さんとは、二〇一三年七月二七日高槻市で開かれた医の倫理を問う集いで初めて会いました。小浜市は、原発が林立する若狭にあって、唯一原発を作らせなかったまちです。哲演さんは、ずっと以前から地元の人たちとともに原発誘致に反対し、いまも大飯原発差し止め訴訟の原告となり、原発のない地域づくりのために力を注いでいます。その哲演さんが、二〇一三年六月一五日にみずえさんを招いて開いた「聞いてください、浪江町のこと」と題する集いの報告を、送ってくださったのです（「―若狭の原発を考える―はとぽっぽ通信」二〇一三年八月、第一九四号）。みずえさんは、帰れないのなら「コミュニティーごと移り住める代替え地が欲しい」と訴えています。

日本政府は、すでに「特定秘密保護法」を制定し、今「集団的自衛権」を強引に押し通そうとしています。いわば銃後を固め、新たな侵略戦争の条件を整えるというわけです。「美味しんぼ」攻撃はまさにそのさきがけとも言えるのではないでしょうか。

アメリカ合衆国と組んで、アジアや中近東などの国々と日本が交戦できるようにするというのが、安倍首相のイメージでしょう。ところが同盟国であるアメリカ合衆国オバマ大統領のイメージは異なると言われています。アメリカの若者のいのちをこれ以上失うのは好ましくないので、例えば米海兵隊、いわば切り込み隊の代わりに日本の若者を使おう、というわけです。

原発が撒き散らした人工放射性物質によって被害を受けた人びとはただ黙って耐えているだけではありません。3・11大惨事後、いくつかの裁判が起こされ、今も司法の場での闘いが進められています。そして、最近目の覚めるような判決が、ふたつ続きました。

ひとつは「原発の運転で人格権が侵害される危険がある」とする判決が、二〇一四年五月二一日福井地裁でありました。大飯原発運転差し止め訴訟の判決です。人格権とは、人が自己の生命・身体・自由・名誉など人格的利益について有する権利（『広辞苑』）。「原発は人格権を侵害する」つまり「人間らしく生きることを否定する」と言い換えても良い。これ以上重い判断があるでしょうか！

そして時期を同じくして、京都地裁は次のような判決を下しました。京都新聞の記事をご覧ください。

「『自主避難に初の賠償支払い命令　京都地裁』、東電に　福島第一原発事故で福島県内から京都市内へ自主避難し、東京電力に損害賠償を求めて京都地裁へ提訴した四〇代男性が賠償金の仮払いを申し立てた仮処分の決定で、京都地裁（佐藤明裁判長）が東電に月額四〇万円の支払いを命じたことが二五日、分かった。決定は二〇日付」（京都新聞、二〇一四年五月二六日）

この裁判の訴状の一節を、以下に紹介します。

「郡山市でも、除染は行われているが、（中略）子ども三人と夫婦が暮らす一戸建て家屋で、除染作業終了後、ベランダから六・九五マイクロシーベルト／時もの帰宅困難区域と同程度の線量が計測され、所有者が郡山市と被告に善処を求めたが、（中略）解決の方途が見つからない」（甲B第6号証）

「このような状況下の郡山市に幼い子どもたちを連れて帰還できないとの原告らの判断

は、合理的であるし、今後、長期にわたって、このような状況が改善しないことも十分予測できるところである」
「チェルノブイリの教訓に学ぶとき、いかなる困難があっても、自分の人生をかけて我が子を守ろうとし、避難させようと思うのは、親としての当然の願いであり、行動である」

以下は、この裁判のために書いた私の意見書、結論の一節です。

「二〇一二年八月までの自主避難については福島第一原発事故との因果関係を認めるものの、同年九月以降の自主避難については因果関係を認めないと聞きました。東電と日本政府のこの考え方は、今なお高線量の福島に幼い子どもたちを連れて帰還せよというものですが、これは、『低線量』内部被曝の健康障害について積み重ねられてきた国際的な知見を無視し、チェルノブイリ原発事故の経験に学ばない、子どもの人権を踏みにじる暴論という外はありません」

これらの判決は「脱ひばく」＝次世代を被曝させない運動への大きな励ましになっています。

第1章　「美味しんぼ」に描かれていることは事実だ

被災者の訴え＝自覚症状を無視してはならない

「美味しんぼ」が、新しい議論の渦を生み出しています。多くの人びとの関心が、双葉町をはじめとする被災現地の人びとの苦難に寄せられています。この機会に、あらためて3・11東電福島第一原発事故がもたらした、健康といのちの危機について、話し合い考え行動することができれば良いと思います。

私は一臨床医ですから、私の日常は、患者さんの訴えを訊くことから始まります。訴えの多くは、ノドが痛い、目がかゆい、息が苦しい、むねやけがする、脈がとぶなど、何らかの自覚症状に関することです。その意味で、自覚症状は、患者さんが苦しめられている原因を見つけ出す、とても大切な手掛かりです。

今回「美味しんぼ」で取り上げられ、話題になっている鼻血やひどい疲労感も、これら自覚症状のひとつです。テレビや新聞に登場する人の中には、そんなものはなかったとか、〃風評被害〟を煽るものだとかいう人もいるようですが、それらの人々は苦しんでいる被災現地の人びとを思いやる心がないのかと疑ってしまいます。現に苦しんでいる人がいるのに、それらの訴えは仮病だとでもいうのでしょうか。

3・11東電福島第一原発事故によってふるさとを奪われ、不自由な仮設住宅や借り上げ住宅暮しをしなければならなくなって、また、見知らぬ地に移り住まざるをえなくなって、すでに三年以上。全国各地に約一三万人、私が住んでいる岐阜にも二〇〇人ほどの方が移り住んでいらっしゃいますが、多くの場合家族ばらばらの不自由な暮らしを強いられています。これら、今まで経験したことがない状況の下で苦しんでいる人びと、とくに子どもたちに想いを馳せることが、いま最も求められていることではないのか、私は思います。

異様な「美味しんぼ」攻撃

今回私は全く偶然に「美味しんぼ」の作者たちと出会ったのですが、それから一年以上おつきあいしてみて、ある感銘を覚えています。それは、原作の雁屋哲さんと編集部の方たちが、じつに丹念な取材を重ね作品を仕上げておられる、その姿勢に対してです。私への取材も二〇一三年の秋から二〇一四年にかけて、随分長い時間がかかりました。私も忙しい毎日でしたが、私を惹きつけて離さない力が彼らにはありました。それが、三〇年もつづいてきた「美味しんぼ」人気の秘密かもしれません。

今回の「美味しんぼ」攻撃の特徴は、東電原発事故の原因をつくった日本政府が乗り出していることです。菅義偉官房長官、石原伸晃環境大臣、環境省、石破茂自民党幹事長らが舞台に上がりテレビメディアにも登場しています。橋下徹大阪市長や佐藤福島県知事らは〝風評被害〟などというわけのわからない言葉を使って、「美味しんぼ」の内容があたかもウソであるかのように印象づける発言をしています。

「美味しんぼ」に描かれていることは事実です。

被災者が実際に経験した自覚症状など具体的事実を元に表現された作品に対する、権力者のこのような対応は、国家権力主導の異様なメディアコントロールだと言えるのではないでしょうか。

東電と国による言論・表現の自由の圧殺

3・11東電福島第一原発事故は、多額の税金を使いながら巨利を貪ってきた東電関連原子力産業と国策として原発を推進してきた日本政府におもな責任があるので、彼らがまず被害を受けた福島県をはじめとする汚染地域の住民に謝罪し、賠償すべき事柄です。それが、あろうことか、あたかも住民の健康被害はなかったがごとく言い募り、住民の立場から福島の過酷な現実を活写した「美味しんぼ」を攻撃するという挙に出ているのです。彼らの行いは「美味しんぼ」の抹殺と作者の口封じであり、言論と表現の自由の圧殺に道を開くものだと言えましょう。

3・11東電福島第一原発事故によって最も甚大な被害をうけ全町民と役場が避難を余儀なくされた双葉町は、「差別助長」「風評被害」を謳い文句にした抗議文を「美味しんぼ」の出版社小学館に提出しました。住民のいのちと生活を守るために活動すべき第一線の自治体として、同町と町民の苦難の現実を、また井戸川克隆前町長と伊澤史朗現町長の今までの努力と実績を、全国民に知らせる良い機会にすることもできたであろうに、まことに残念の極みです。

双葉町は井戸川克隆前町長の時に、疫学調査を行っており、町民が訴えた症状は鼻血のみに留まらず、様々な自覚症状が記録されています（一五三頁参照）。

この問題に関して放射線防護の研究者、野口邦和・安斎育郎両氏は、二〇一四年四月二九日付毎日新聞紙上で、「被ばくと関連ない」「心理的ストレスが影響したのでは」と述べています。お二人は、血小板が減少し全身の毛細血管から出血するような、一シーベルト以上の大量急性被曝を、鼻血や全身倦怠感など自覚症状発症の条件だとしています。このような考え方は、残念ながら彼らに特異的な事柄ではなく、広く一般の臨床現場の医師にもある誤った認識です。その論拠は、後述する「『低線量』内部被曝の健康リスクを知り知らせる」の項をご参照ください。

チェルノブイリ健康被害調査でも「鼻血」は指摘されている

チェルノブイリの被害調査でも、子どもの健康状態に関する不調の訴えの症状の一つとして、「鼻血」ははっきりと指摘されています。すなわち、「重度汚染地域」においても、「低汚染地域」においても、「虚弱、めまい、頭痛、失神、心臓不整脈、腹痛、嘔吐、胸やけ、食欲不振、アレルギー」などとともに、「鼻血」は、はっきりと指摘されています[1]。

チェルノブイリ健康被害調査からしても、「鼻血」と「被ばく」とが関係ないなどという主張が誤りであることは明らかです。

「低線量」放射線内部被曝を理解して患者さんの自覚症状に耳を傾ける

「美味しんぼ」での私の発言でもご紹介しましたが、私たちの身体の七〇％（新生児では八〇％）は水です。その水の分子を放射線は切断して、細胞の中に、水酸基や過酸化水素など毒性の強い物質を生成します。これらの毒が粘膜や毛細血管の細胞、さらに遺伝子やDNAを傷つけるのです。この現象をバイスタンダー効果といいますが、このような放射線がもたらした間接効果の方が、放射線そのものによる直接効果より、健康影響は大きいことがわかってきています。

遺伝子不安定性の誘導だとかエピジェネティックスといわれる現象も、最近の分子生物学の成果です。

「低線量」放射線内部被曝の健康影響を、私たちは十分理解した上で、住民の方々の訴えについて考える必要があるのではないでしょうか。アスベストや有害な化学物質との複合作用も重要です。

様々な自覚症状を訴える被災者の方々が相談にこられたとき、このような〝専門家〟や医師の心ない対応が、新たなストレスになることを、私たちは肝に命じなければならないと、日々、自分に言い聞かせております。

心理的ストレスといわれるものも、元をたどれば、その原因は3・11東電原発大惨事にあるのですから、患者さんの自覚症状や訴えを頭ごなしに否定するのではなく、まず虚心に耳を傾けることから始めるべきではないでしょうか。

3・11東電福島第一原発事故によって生活環境に放出された放射性物質の処理

3・11東電福島第一原発事故によって自然生活環境に放出された放射性物質は、東電が自らの産業活動の過程で排出したいわば産業廃棄物だと私は考えます。ですから東電が自らの責任において、処理するのが原則です。放射性物質はできるだけ拡散させず、一ヶ所に集めて、言うならば事故を起こした原発の敷地内に集めて管理・処理するべきです。

大量の人工放射線微粒子とガスは、今も出つづけていますが、これら様々な放射性物質は県境を超えて拡がり、地形や気象状況によって、福島県だけでなく東北・関東地方などにもホットスポットを形成しました。日本政府は、これら人工核種によって汚染された岩手県と宮城県のガレキと呼称される汚染物を、汚染が少ないからよいとして日本各地の自治体に受け入れさせて、処理してきました。大阪府もそれら自治体のひとつでした。前述したように、放射性物質を広く拡散させることは厳に慎むべきことで、一点に集中して管理・処理するのが原則です。このような日本政府の放射性核種拡散政策は根本的に誤っています。しかし政府はそれを強行し、大阪府はその処理を受け入れてしまいました。このことによって、福島県など高度汚染地域から避難してきた母と子が、二度目三度目の避難・移住を強いられる事例がでてきているのです。

「大阪おかんの会」の健康調査と大阪府放射性物質濃度調査の問題点

大阪府のガレキ処理による健康影響について熱心に調査を続けてきたお母さんたちがいます（「大阪市ガレキ本焼却における健康異変報告（Vol.5）大阪おかんの会」http://ameblo.jp/osakaokan2012/）。

大阪府が本格焼却を始めた二〇一三年二月以降四月一九日までの集計結果は次のようです。

報告人数七九七名／自覚症状総数一八二六＝二・二九（一人あたりの平均発症数）

1　喉の異常・咳・痰……五八五

2　鼻の異常……鼻水・痛み一八八＋鼻血九七＝二八五

3　眼の痛み・かゆみ……二七二

4　頭痛……一三五

5　皮膚の異常……八〇

［皮膚の症状：痒み、ピリピリする、発疹、吹き出物（全身）］

6　肺、気管支の異常・息苦しい……八六

7　心臓・動悸・胸痛……七一

8　倦怠感……五五

9　発熱……五三

10　腹痛・下痢……三八

11　吐き気……三一

12　骨・筋肉、関節……二三

13　耳、めまい、ふらつき……三六

［耳の症状：痛み、耳鳴り、聞こえが悪い（喉、鼻にも異常有り）など］

14　眠気、ヘルペス、痙攣、その他……六一

その他注目すべきこととして、つぎのようなことが挙げられます。

1. 原発事故で避難してきていた人たちが、避難する前に感じたことや症状が同じだと感じた。

2. 臭いがひどく、喉が痛くなるなどでマスクをしていたが、そこに赤い色が付いた。

3. 最初は中国からのPM2・5かと思った。しかし空気中に強い臭いがしたり黄色いような色が着いたものが流れてきて中国からのものでないと思った。

橋下徹大阪市長は、これら「大阪おかんの会」の調査結果を無視し、大阪府市の住民の健康といのちを軽視した妄言を繰り返しています。住民のいのちを守る市長としては、失格だと言わざるを得ません。

大阪府は、ガレキ処理に際して調査した放射性物質濃度の測定結果を発表しています。それによれば二〇一二年一〇月三一日に採取された災害廃棄物の放射性セシウムの濃度がキログラムあたり八ベクレル。また、二〇一二年一一月三〇日に採取された飛灰の放射性セシウムの濃度は、それぞれキログラムあたり三七〜三八ベクレル。

飛灰の基準値は大阪ではキログラムあたり二〇〇〇ベクレル（日本国の基準値は、3・11東

電福島第一原発事故後の二〇一一年六月三日に八〇〇〇ベクレルと定められた）ですが、基準値そのものに、胎児や子どもの基準値を示さないなど重大な問題点があります。

ドイツ放射線防護協会は、乳児、子ども、青少年に対する一キログラムあたり四ベクレル以上の基準核種セシウム137を含む飲食物を与えないよう推奨しており、それに比べると、三八ベクレルは一〇倍近い値。身体に影響がないとは、断定できません。(2)

ガレキを汚染した人工放射性核種に関しては、放射性セシウムが測定されているだけです。ストロンチウム90など、全ての人工核種の検査が、放射線による健康影響調査には不可欠です。

加えて私たちが見落としてはならない大切なことは、それら人工放射性核種とアスベストや有害な化学物質との複合汚染による健康影響があるということです。

「低線量」内部被曝の健康リスクを知り知らせる

3・11東電福島第一原発事故現場から生活環境に放出された人工放射性核種について日本政府が発表したデータで、宮城県南隣、福島県相馬市でセシウム137（137Cs）の一〇分の一の量のストロンチウム90（90Sr）が検出されています。しかし、土や食品に含まれる放射性セシウム以外の核種についての検査はほとんどなされておらず、ストロンチウム90（90Sr）

をふくむ全ての人工放射性核種の検査が健康影響評価には不可欠です。呼吸や飲食で体内に入ったストロンチウム９０（90Sr）は、カルシウムとよく似た動きをするため、骨や歯や骨髄に沈着し、セシウム１３７（137Cs）の何百倍も長い時間、すなわち数年〜数十年間排出されず、骨髄中の血球幹細胞を障害しつづけます。その結果胎児の発達が障害され、白血病など血液疾患発症の原因となります。

私たちの細胞六〇兆個の元はたった一個の細胞＝受精卵。約一〇ヶ月で脳眼鼻耳手足心肝などの細胞に分化します。胎児は放射線感受性が高いことを学校で教えるべきです。人工放射性物質はゼロにすべきです！　放射性汚染物の処理は東電事故現場一点集中が原則です。私たちは、記録を将来にわたって継続するため、最近「健康ノート」を発刊しました。

低線量放射線被曝の健康影響は、まだ不明な点が多いなどと言う研究者もいますが、そんなことはありません。低線量放射線の、とくに内部被曝による健康障害に関する多くの調査研究結果がすでに集積されています。低線量被曝による身体への影響については、二〇〇九年に発表されたニューヨーク科学アカデミーの論文集にも、チェルノブイリ事故後の多くの実例が紹介されています。

また、通常運転中の原発から五キロ圏内に住む五歳以下の子どもたちに二倍以上白血病が多発しているという、ドイツで行われた疫学調査結果も重要です（九〇頁参照）。

今後日本で放射線による健康影響を調査して記録していく上で不可欠の条件は、まず、生活環境に出た全ての人工放射性核種を調べ、それら核種の放射線量をベクレルで表示することです。そして、それらデータと自覚症状を含む病状、そしてさまざまな検査結果との関係を記録し解析することが必要です。

また、年間一〇〇ミリシーベルト閾値に関しては、「全固形がんについて閾値は認められない」とした放射線影響研究所の二〇一二年疫学調査結果報告「原爆被爆者の死亡率に関する研究第一四報 一九五〇―二〇〇三年：がんおよびがん以外の疾患の概要」に注目すべきです。

おわりに

「脱ひばく」を合言葉に、チェルノブイリ法や、国連人権理事会特別報告者報告と勧告、IPPNW声明を、子どもたち＝次世代に伝えましょう。

一九九一年成立したチェルノブイリ法の基本目標はつぎのようなものです。すなわち、最も影響をうけやすい人びと、つまり一九八六年に生まれた子どもたちに対するチェルノブイリ事故による被曝量を、どのような環境のもとでも年間一ミリシーベルト（毎時〇・二三マイクロシーベルト）以下に、言い換えれば一生の被曝量を七〇ミリシーベルト以下に抑える、というものです。

二〇一三年五月に公表された国連人権理事会特別報告者報告と勧告、そしてそのすぐ後に出された核戦争防止国際医師会議（IPPNW）の声明は、日本政府の提唱する年間二〇ミリシーベルトは容認できないとし、被曝線量を最小化するためには、年間一ミリシーベルト以上の地域からの移住以外に代替案はないとしました。

3・11以降想像を絶する苦難を押し付けられた双葉町をはじめとする被災現地の人びとの現状を知り、人びとが家族や地域の人間関係をこわすことなく、汚染の少ない地域にまとまって移り住み、働き、学ぶ条件を整えることが、求められています。

「脱ひばく」すなわち「子どもたち＝次世代にこれ以上の被曝をさせない！」ために、今回の「美味しんぼ」をきっかけとして改めて一刻も早い対応が求められています。

第2章 「低線量」内部被曝から子どもたちのいのちと人権をまもるために

はじめに

「予防を主とし、治療を従とする」。これが、私のモットーです。

私は、二〇〇二年三月まで岐阜大学医学部附属病院放射線医学講座で研究・教育・診療に携わった後、岐阜環境医学研究所所長として勤務するかたわら、肺がんの一次予防ならびに二次予防を主な課題として働いてきました。

がんの九〇％以上は、私たちの生活環境、すなわち外部環境に発症の原因があると言われています。農薬や食品添加物、タバコに含まれるベンツパイレンなど何十種類もの有害化学物質、ダイオキシンなどの塩素化合物、アスベスト、放射性物質などが、近代産業の発達とともに、私たちの生活や労働環境に溢れるようになってきました。

一次予防は、これらの発がん物質をできるだけ取り込まないようにすることです。胎児や小さい子どもたちには、格段の配慮が必要です。

二次予防は、がんを早く見つけ、がんでいのちを奪われないようにすることです。地域や職場でのがん検診がそのためのシステムです。誰もが気楽に受けられるように工夫し、九〇％の人びとが受けられるようになったとき、がん検診は初めて有効性を発揮すると言われています。

一九八一～八二年には、ベルリン市立呼吸器専門病院ヘッケスホルン病院（自由大学附属関連病院）に留学、ドイツの医師たちとの交流を深めてきました。

また、厚生労働省「肺野微小肺がんの診断および治療法の開発に関する研究」「がん克服戦略研究事業 森山班」、「がんの罹患高危険度の抽出と予後改善のための早期診断及び早期治療に関する研究」、「低線量ＣＴによる肺がん検診の有用性に関する研究」などの研究分担者を歴任。厚生労働省「がん研究助成金・大松班『すりガラス状陰影を伴う肺がんの診断・治療法の確立に関する研究』」研究分担者。厚生労働省「悪性胸膜中皮腫の病態の把握と診断法、治療法の確立に関する研究・金子班、石綿関連疾患に関する一般市民を対象としたスクリーニング」研究運営・画像委員会委員などの役職を担ってきました。

さらに学会活動の面では、日本呼吸器学会専門医、日本肺癌学会特別会員、日本呼吸器内視鏡学会特別会員、同気管支鏡指導医などを務めています。

社会的活動の面では、岐阜県羽島市アスベスト調査委員会委員長、廃棄物問題全国ネットワーク共同代表、731部隊細菌戦資料センター共同代表として、活動してきました。

いのちの記憶

二〇一一年三月一一日、地震や津波に襲われた街をテレビ映像で見た瞬間、私は、空襲で徹底的に破壊された大阪・堺の街を想い出しました。国民学校二年生の記憶です。それは一九四五年七月一〇日の深夜でした。和歌山に空襲警報が、堺には警戒警報が発令されていました。警戒警報は解除されたので、眠りについたひとも多かったと思います。わが家では大豆を炒って、家族みんなでつまんでいました。そのときです、突然焼夷弾が降って来たのは。

ヒュルヒュルと鋭く空気を切り裂く音をさせながら落ちてくる鉄の雨の中を、夢中で海に向かって逃げました。日頃訓練していたバケツリレーのことなど、頭にありませんでした。ゲートルのこともすっかり忘れていました。母の手だと思って握っていたのは、隣人の背負った幼子の足でした。両親とはぐれてしまったのです。

翌朝救護所で再会した家族たち。四歳の弟・尚信は火傷がひどく、その日の内に亡くなりました。まだよちよち歩きだった二歳の妹・知世は、広場で火に巻かれ、飛び込んだ防空壕で、踏み潰されて亡くなりました。私・英介は生き残りました。龍神川は遺体でいっぱいでした。ある人は防火用水に頭だけ突っ込んで、別の人は電柱の途中で黒焦げになっていました。その夜、南海電車の沿線のあちこちに積み上げられた遺体に火がつけられ、おりしも降り始めた雨の、湿った空気に焦げた肉の臭いが立ち込めました。

すべてを失った私たちの流浪の日々が始まりました。

あれ以来、花火の音を聞いた時、肉の焦げるにおいを嗅いだ時、瞬時にしてあの夜の光景が蘇るのです。

私をして、ヒロシマに向かわせたもの、四回もアウシュビッツに駆り立てたもの、731部隊・細菌戦被害の村に向かわせ、人類史上初の無差別戦略爆撃被害者・重慶市民との交流を深めさせたものは、私の身体の奥深く刻まれた幼少期の空襲の記憶だと思います。

そして9・11の後、米軍が、サハラ以北で経済的にもっとも貧しいといわれた国に空襲をかけたとき、これに抗議する行動に加わりました。ウラン兵器によって子どもたちが深刻な障害を背負ったのを知ったとき、二〇〇三年七月六日アフガニスタン国際戦犯民衆法廷で、ひとりの医師として、内部被曝の健康影響について証言しました。同年一〇月一六〜一九日ハンブルクで開かれたウラン兵器国際会議でその経験を報告しました。そこで私は、世界各地に広がる内部被曝と、それによる深刻な晩発障害を実感することになります。

子どもたち＝次世代を、電離放射線による健康障害から守る

今私たちが直面している最大かつ緊急の課題は、子どもたち＝次世代を、電離放射線による健康障害から守ることです。事故を起こした東電福島第一原発の現場からは、いまも膨大な量の人工放射性物質が自然生活環境に放出され、電離放射線が照射されつづけています。

二〇一四年三月三一日福島県県民健康調査管理検討委員会発表によれば、一八歳以下の子どもに甲状腺がん（手術で確定診断）が、二〇一一年度に一二人（検診受診者四万一九八一人）、一二年度に三六人（同一四万九四六人）、一三年度に二人計五〇人が発見されています。また針を使った細胞診によって、各二人、一八人、一九人の計三九人、計八九人ががん疑いと判定されています。福島県立医科大学の鈴木眞一氏は、これらのがんは東電原発事故とは関係ないと発言しています。これに対して、岡山大学疫学の津田敏秀氏らは、アウトブレイク（大発生）とみなして、素早い対応が必要だと述べています。福島県内では、後述するように、心臓病などさまざまな病気の発症が明らかになってきています。

脱原発が全国各地で叫ばれていますが、「脱ひばく」こそ最重要緊急課題です。今なお放射性物質によって汚染された福島県をはじめとした地域に住み続けざるをえない状況に置かれている人びと就中《なかんずく》子どもたちが、一刻も速く汚染の少ない地域に、家族や地域の人間関係を保ちながら移り住み、働き、子どもはのびのびと成長する条件を整えなければなりません。

電離放射線による健康障害予防の基本

電離放射線による健康障害予防の基本は、放射線源から離れることです。電離放射線は、可視光線などと共通の物理的特性をもっています。重要な特性のひとつは、「距離の二乗に反比例して減弱する」ことです。すなわち、電離放射線は線源から離れると弱くなる。例えば線源からの距離が二倍になれば四分の一、五倍になれば二五分の一という具合に生体に対する影響も低減するのです。ですから、電離放射線を放出する放射性物質は、一般市民の生活環境から離れた限られた場所に封じ込めるのが基本です。この基本に照らしてみれば、放射性物質に汚染されていないあるいは汚染の少ない全国各地の自治体に、放射性物質に汚染されたガレキの処理をさせる政府の政策は、日本各地に電離放射線汚染を拡げることを意味し、根本的な誤りであると言わねばなりません。

さらに厄介なのは、呼吸や飲食とともに私たちの体内に取り込まれた放射性物質の微粒子から繰り返し照射される電離放射線は、まわりの細胞・DNAに繰り返し影響をおよぼすことです。この現象を内部被曝と言います（内部被曝については、六七頁参照）。

困ったことには、私たちは、体内に入り込んで沈着した電離放射線源から、離れることができないのです。では、私たちはどうすればよいでしょうか？

電離放射線による健康障害を予防するための法律

日本の法体系の中で、電離放射線による健康障害を予防するための法律を探してみると、電離放射線障害防止規則（二〇一三年七月八日最終改正、以下、「電離則」）と、東日本大震災により生じた放射性物質により汚染された土壌等を除染するための業務等に係る電離放射線障害防止規則（以下、「除染電離則」）に到達します。

「電離則」は、第一章総則（放射線障害防止の基本原則）第一条で次のように定めています。

「事業者は、労働者が電離放射線を受けることをできるだけ少なくするように努めなければならない」

電離放射線による被曝をできるだけ少なくするという理念は良いのですが、注目しなければならないのは、この規則が対象を「労働者」に限定していることです。

そして、

「第二条（定義等）この省令で「電離放射線」（以下「放射線」という。）とは、次の粒子線又は電磁波をいう。一　アルファ線、重粒子線及び陽子線　二　ベータ線及び電子線

三　中性子線　四　ガンマ線及びエックス線」

と定義づけています。

そして第二条2は次のようです。

「この省令で「放射性物質」とは、放射線を放出する同位元素（以下「放射性同位元素」という。）、その化合物及びこれらの含有物で、次の各号のいずれかに該当するものをいう」

そして、各号に詳細に定めています。

さらに、第二条3では「放射線業務」では、「除染電離則」を新たに登場させています。

また、第二章（管理区域並びに線量の限度及び測定）第三条一の1で、「放射線業務を行う事業者は、三ヶ月間に一・三ミリシーベルトを超える恐れのある区域（以下、「管理区域」）を標識によって明示しなければならない」と定めています。さらに、同条4で「必要のある者以外の者を管理区域に立ち入らせてはならない」としています。

上に述べた「電離則」第三条一の一の、三ヶ月間に一・三ミリシーベルトを超える恐れのある区域（以下、「管理区域」）は、年間五・二ミリシーベルトに相当します。この線量に相当する地域は、福島県内をはじめ、各地に存在します。

一方、３・11東電福島第一原発事故後新たに定められた上記「除染電離則」の第三条（第二章第一節）は次のようです。

「事業者は、除染等業務従事者の受ける実効線量が五年間につき一〇〇ミリシーベルトを超えず、かつ、一年間につき五〇ミリシーベルトを超えないようにしなければならない。

２　事業者は、前項の規定にかかわらず、女性の除染等業務従事者（妊娠する可能性がないと診断されたもの及び次条に規定するものを除く。）の受ける実効線量については、三月間につき五ミリシーベルトを超えないようにしなければならない」

○除染等業務従事者の被ばく限度（第三条第１項関係）

「ア　第三条第１項に定める被ばく限度は、国際放射線防護委員会（ＩＣＲＰ）の二〇〇七年勧告において、現存被ばく状況（放射線源がその管理についての決定をしなければならない時に既に存在する、緊急事態後の長期被ばく状況を含む被ばく状況）においては、計画被ばく状況（放射線源が管理されている被ばく状況）の職業被ばく限度を適用すべきであるとしていることを踏まえ、電離則第四条及び第六条に定める放射線業務従事者の被ばく限度と同じ被ばく限度を採用したものであること。

イ　眼の水晶体の等価線量限度については、除染等作業では指向性の高い線源がないため、眼のみが高線量の被ばくをすることは考えられないこと、皮膚の等価線量限度については、除染等作業においては、ベータ線による皮膚の等価線量がガンマ線による実効線量の一〇倍を超えることは考えられないことから、第三条の実効線量限度を満たしていれば、眼の水晶体及び皮膚に対する等価線量限度を超えるおそれがないことから、定めていないものであること」

ここで、「電離則」と「除染電離則」を比較すると、それらが、さまざまな問題点を孕んでいることがわかります。

最大の問題点は、これらの規則は、ともに電離放射線をあつかう労働者（作業員）の健康障害防止について定めたもので、電離放射線による一般住民就中子どもや胎児の健康障害を予防するための法律が、日本には存在しないということです。

次いで大きな問題は、「電離則」が、曲がりなりにも各種電離放射線を念頭に、三ヶ月間で一・三ミリシーベルト、年間五・二ミリシーベルトを「管理区域」と定めているのに対して、「除染電離則」は、年間五〇ミリシーベルト、妊娠可能な女性の場合、三ヶ月間で五ミリシーベルト、年間二〇ミリシーベルトと、国際放射線防護委員会（ＩＣＲＰ）の二〇〇七年勧告を援用しながら、「電離則」に比べても、極めて高い線量を提示していることです。

そして、「除染電離則」の記述からわかることは、同則が提示する年間五〇ミリシーベルト、妊娠可能な女性の場合年間二〇ミリシーベルトという線量が、セシウム１３７などから放出されるガンマ線量だけを計測したもので、ストロンチウム９０など体内に取り込まれたベータ核種から、長期間にわたって放出されるベータ線などによる内部被曝をまったく考慮していないことです。

例えば、実際あった事例ですが、ある町内で除染作業をやることが決まりました。ある家庭では、ひとがいないので、仕方なく若い母親が幼子を伴って除染作業現場に出ました。作業現場には「管理区域」の標識が明示されていたのでしょうか。彼女は、これらの規則の言う「労働者」（作業員）に相当するのかどうかが、今まさに、問われているのだと思います。

東京電力原子力事故により被災した子どもをはじめとする住民等の生活を守り支えるための被災者の生活支援等に関する施策の推進に関する法律（「子ども支援法」）については、後述します。

国連人権理事会「健康の権利」特別報告

二〇一二年一一月、国連人権理事会（UNHRC）「健康の権利」特別報告者のアナンド・グローバー氏は、福島原発事故後の実態を明らかにするため五〇人以上の人びとから聞き取り調査を行いました。[1]　そして、翌年二〇一三年五月二七日に調査報告と勧告を公開しました。この報告書は、仮設住宅や避難先での、まったく先の見えない福島県を初めとする被曝住民の生の実態を明らかにしました。また日本政府と福島県が年間被曝線量二〇ミリシーベルト（20mSv/y）という避難基準を大きく宣伝し、この基準を下回れば福島県への帰還が強制される現状も明らかにしました。そして、この報告書が画期的なのは、年間一ミリシーベルト（1mSv/y）を、移住の権利の許容線量限度値として明記したことです。低線量被曝の健康リスクについては、これを学校教育の場で教えるべきだとの踏み込んだ判断を示しました。

ところが日本政府はこの報告と勧告に対して、抗議するという、異例の対応をとりました。そして何より驚いたのは、日本のマスメディアが、テレビも新聞もこぞって、このアナンド・グローバー報告と勧告を無視し、ほとんど報道しなかったことです。その代わりに彼らは、「福島の住民被曝『健康に影響ない』」などとする、国連科学委員会（UNSCEAR）の報告を大きく報道したのです。国連安全保障理事会の直下で政治的に極めて大きな力を有し、国際原子力ロビーの中軸を構成するIAEAやUNSCEARが、日本政府とマスメディアに大きな影響力を及ぼしている隠された事実が見えるようになったと言えるでしょう。テレビや新聞などマスメディアを見るとき、彼らが伝えないものは何か？　と、私たち市民一人ひとりが問いかけることの大切さを教えられたのでした。

1　内部被曝の検討と対策

ＩＣＲＰと実効線量

国際放射線防護委員会（ＩＣＲＰ）は、一九五一年に発足したＮＧＯです。その前身は一九二八年に設立された国際Ｘ線・ラジウム委員会でした。

一九九〇年に公開されたＩＣＲＰ一九九〇年勧告（Publication 60）は、医療現場で今も、放射線から身体を守る放射線防護のバイブルのように参照されています。私たちは、これを「九〇年勧告」と呼んできました。

その九〇年勧告には、「実効線量」に関する次のような定義づけがあります。

基本的な線量計測量は、「吸収線量」＝グレイ Gy: 1J/kg。単位はkgあたりの熱量ジュールです。

放射線の単位は、ベクレル（Bq）：毎秒一個の壊変数です。

図 2-1　図放射線の単位

ＩＣＲＰ（国際放射線防護委員会）勧告による放射線の単位は次の通りです。

・ベクレル Bq：1Bq；一秒間に一回の壊変（壊変と崩壊は同義）

・キュリー Ci：ラジウム 1 g のもつ放射能（毎秒 370 億個の壊変）$1Ci=3.7 \times 10^{10}Bq$　　$1Bq=27 \times 10^{-12}Ci=27pCi$

・ケルマ kerma : kinetic energy released per unit mass
単位質量当たりに解放される運動エネルギー

・グレイ Gy：吸収線量　Gy=J/kg　　1Gy ＝ 100rad
rad: radiation absorbed dose rad 100erg/g　生体組織 1g 当たり 100erg（エルグ）のエネルギー吸収をもたらす被曝量

・シーベルト Sv：線量当量　放射線の種類によって、生物に現れる被曝影響が異なる現象を考慮した被曝量単位
1Sv ＝ 10rem　放射線荷重係数
γ 線：1、α 線：20、β 線：1
Sv ＝放射線荷重係数× Gy

・シーベルト Sv：実効線量 ＝線量当量×組織荷重係数
組織荷重係数：(2007 年勧告)

骨髄（赤色）、結腸、肺、胃、乳房、残りの組織*	；0.12
生殖腺	；0.08
膀胱、食道、肝臓、甲状腺	；0.04
骨表面、脳、唾液腺、皮膚	；0.01

＊残りの組織：副腎、胸郭外（ET）領域、胆嚢、心臓、腎臓、リンパ節、筋肉、口腔粘膜、膵臓、前立腺（♂）、小腸、脾臓、胸腺、子宮頸部（♀）

そして、この九〇年勧告から新しく使われるようになった用語が、「実効線量」です。この「実効線量」は、放射線の種類によって、また身体の組織・臓器ごとに、放射線の影響が違うので、「吸収線量」に放射線荷重係数と組織荷重係数をかけて計算します。

放射線荷重係数は、γ線・X線などは一、電子（β線）などは一、α粒子などは二〇。

組織荷重係数は、生殖腺は感受性が高いので、〇・二〇、肺は〇・一二、甲状腺は〇・〇五などと定められています。「実効線量」の単位は、シーベルト（Sv）です。

ここで問題なのは、ICRPが外部からのX線やγ線の影響、すなわち外部被曝と、内部に留まった放射性微粒子から繰り返し照射されるα線やβ線の影響、内部被曝を、区別していないことです。

ICRP一九九〇年勧告（Publication 60）の六頁には、次のような記述があります。

「以前には、この荷重係数はある一点における吸収線量に適用され、線量係数Qと呼ばれていた、また、荷重された吸収線量は線量当量Hと呼ばれていた」

「放射性防護上関心があるのは、一点における吸収線量ではなく**組織・臓器**にわたって平均し、線質について荷重した吸収線量である」（太字：引用者）

また同八頁には、次のように記されています。

「組織・臓器Tの等価線量に荷重する係数を組織荷重係数ωrといい、これは、**全身が均等に照射された結果**生じるこれらの影響による損傷の総計に対するその臓器。組織の相対的寄与を表す」（太字：引用者）

つまり、私たちの**身体・組織・臓器を均一**なものであると仮定して、臓器・組織・細胞への**放射線の影響を平均化**するという考え方なわけです。この基本的な考え方は、ＩＣＲＰ一九九〇年勧告（Publication 60）の改訂作業に約八年間の検討を経て完成した二〇〇七年Publication 103においても、変わっていません。

ＩＣＲＰの呼吸気道モデル

大阪市が依拠したＩＣＲＰ勧告のひとつPublication 68は、エアロゾル（引用者注：**気中分散粒子系**、**煙霧体**ともいう）の呼吸気道モデルと沈着モデルを提示しています（ＩＣＲＰ Publication 68, 一〜一〇頁）。

呼吸気道モデルでは、呼吸気道を五つの領域に分けられています。それらは次のようです。

表1. 標準作業者[a]における吸入エアロゾル[b]の領域ごとの沈着[c]（吸入放射能の%）

領域	1 μm	5 μm
ET_1	16.52	33.85
ET_2	21.12	39.91
BB[d]	1.24(0.47055)	1.78(0.33341)
bb[d]	1.65(0.48926)	1.10(0.39748)
AI	10.66	5.32
合計[e]	51.19	81.96

図表2-2　標準作業者における吸入エアロゾルの領域ごとの沈着（吸入放射能の%）ICRP Publication 68

胸郭外（ＥＴ）の気道は、前鼻道ＥＴ１と、後鼻腔および口腔、咽頭および喉頭からなるＥＴ２。胸郭内気管支領域（ＢＢ：気管、分岐０、および気管支、分岐１～８）、細気管支領域（ｂｂ：分岐９～15）および肺胞－間質領域（Al：ガス交換領域）。

図表２－２は、上記各領域に沈着するエアロゾルの、粒径別放射能の比率（%）を示しています。そして、この表の説明には、次のような記述があります。

「全ての吸入空気は鼻を通して入る。したがって、沈着割合は、この活動の二つのレベルについての体積荷重平均値である」「ＢＢおよびｂｂにおける沈着物の一部は、気道壁に保持されると仮定する」「ＢＢおよびｂｂ中の沈着分のうちゆっくり取り除かれるものの割合は上のカッコ内に与えられている。これらの割合は粒径に関係し、したがって、この二つの領域に沈着する粒子の大きさの分布に依存する」（ＩＣＲＰ Publication 66, 二四八項）

以上、微少粒子の沈着割合に関する記述を要約すると、次のようになります。

①体積荷重平均値に依存する。

②沈着物の一部は、気管支・細気管支壁に保持される。

③ゆっくり取り除かれる沈着分の割合は、沈着粒子の粒径に依存する。

これらの記述には、私たちの身体・臓器・組織は均一だとするＩＣＲＰの考え方が具体的に表われています。

①には、ＩＣＲＰに一貫する「平均化」による内部被曝リスク評価方法が認められます。

②気管支・細気管支を分岐前後の経比と分岐角度の違いによって分類してエアロゾルの動態と微小粒子の沈着割合を解析する方法論が欠落しています。

③気道内微小粒子のクリアランス速度は粒径にのみ依存するとし、より中枢気道における微小粒子の沈着割合の差を全く考慮していません。

組織・臓器は均一ではない

ところが、以下に述べるように、私たちの身体・臓器・組織は、均一ではありません。

私たちが行った「気管支分岐と気流、粒子沈着」に関する研究によれば、実際の気管支・肺においては、呼吸によって気流に乗って肺内に出入りする微少粒子の動態は、気管支・肺の局所ごとに大きく異なっています[2]。

私たちは、Weibelモデル、Horsfieldの不同大不等角分岐モデルと、私たちが進展固定肺の計測値（図）をもとに作成した気管支分岐三次元モデルを用いて、三次元Navier-Stokes方程式による数値計算コンピュータ・シミュレーションを行いました。その結果、吸気および呼気における気流の状態は、気管支の分岐角と分岐径の差によって異なり、それぞれのモデルで特徴的な二次流の形成が観察されました。

分岐前の親気管支の半分位の小さな直径で、九〇度近い大きな分岐角で分岐する娘枝（D）では、同径で狭い分岐角をもって分岐する主軸気管支に比べて、粒子は入りにくいが、娘枝入口部内側壁と娘枝二次分岐部へ沈着が多かったのです（図表2–3）。

Weibelモデルというのは、今なお呼吸生理学の分野では広く使われているモデルです。それは、気管支の分岐様式は、肺のどの部位においても同じで、それは狭い角度でほゞ同じ径の二本の枝に分かれる、同大狭角分岐だという考え方です。ICRP呼吸気道モデルも、Weibelの解剖・生理学的モデルに依拠して組み立てられていると考えられます。

私たちの研究結果は、ヒトの気管支・肺が、解剖学的に均一なものではないことを示してい

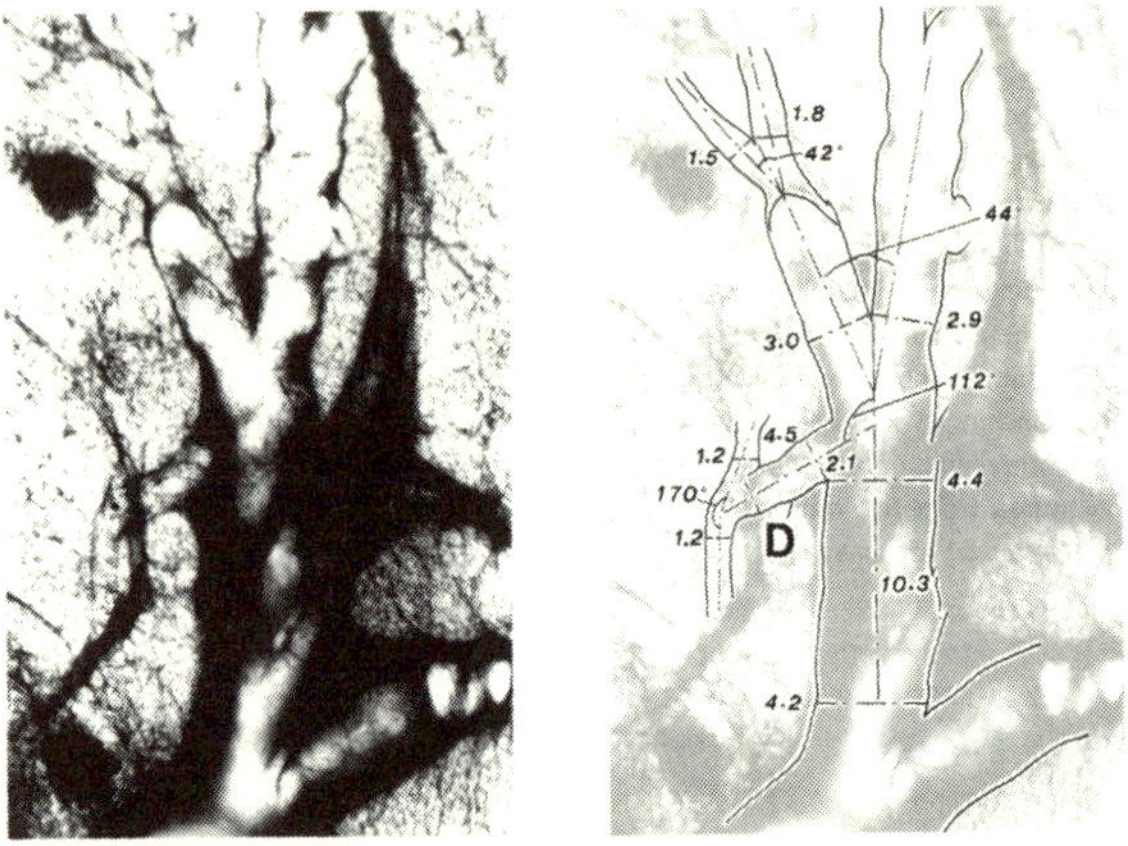

Fig. 1 Radiogram of an inflated and fixed lung specimen.
A daughter bronchus is seen to bifurche at a wide angle (D). The numbers indicate the length (mm), diameter (mm) and branching angle of the bronchi.

図表2-3　気管支分岐と気流、粒子沈着（松井英介）

ます。また別の研究で、娘枝型分岐は肺の上（頭側）に多いことがわかっています。

　肺結核の好発部位、これは、肺結核が国民病と呼ばれ富国強兵のためには結核対策に国を挙げて取り組まなければならないといわれた時代に、すでに明らかになっていました。この肺結核の好発部位が、ちょうど娘枝支配領域と重なっているのです（図表2−4）。また、日本人の肺がんの約七〇％を占める肺末梢発生腺がんの好発部位も同様です。

　ですから、例えば開放性肺結核患者が咳をした時に排出される微粒子や、空気中に浮遊する結核菌を含む微粒子を吸い込んだとき、それら微粒子の沈着しやすい部位があると考えるべきです。娘枝支配域の細気管支や肺は、

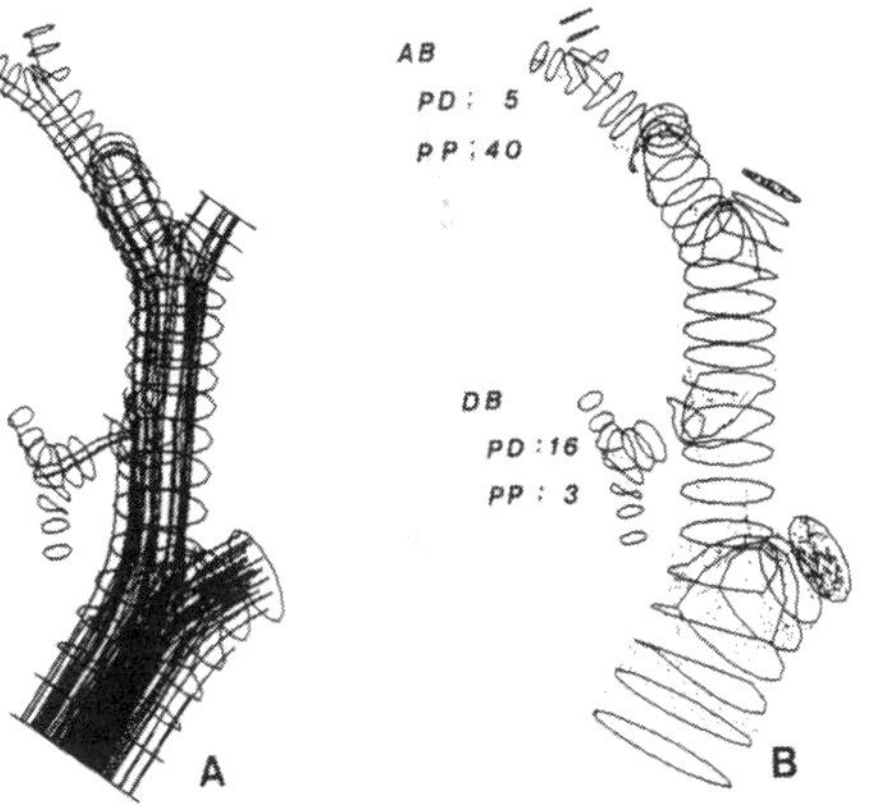

図 2-4 **Fig**. 12 Trace (A) and deposition (B) of aerosol particles of the three dimensional airway model reconstituted from the radiographs of the lung specimens on inspiration.

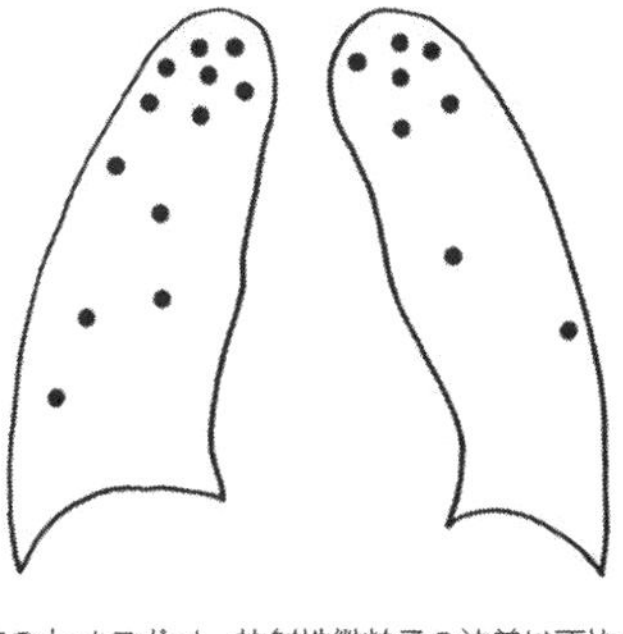

図 2-5 肺内のホット・スポット 肺結核と肺末梢発生腺がんの好発部位は、気管支娘枝支配領域によく一致する

肺内のホットスポットです。肺腺がんの場合も、有害な化学物質や放射性物質すなわち発がん物質を含む微粒子が沈着しやすいホットスポットも、娘枝支配域に形成されると考えるべきです（図表2-5）。

人工放射性微粒子は、たとえ微量でも臓器内ホットスポットでは大きな健康リスクとなります。したがってこれらを自然・生活環境に排出する放射性物質汚染ガレキの焼却や埋め立て処理は、決して行ってはなりません。

このように呼吸器の解剖・生理学の実際は、ここで簡単にスケッチしたように、肺・気管支の局所ごとに異なっており、肺内ホットスポットでは、それ以外の部位に比べて、疾病発症のリスクが高いと考えなければなりません。

ＩＣＲＰのリスク評価は、前述したように、実際の放射線量（Bq）に放射線荷重係数と組織荷重係数をかけて導き出される実効線量（Sv）に依拠し、この実効線量は、二つの荷重係数次第で、何分の一、何十分の一にも、過小評価されてしまうことがありうるのです。

もうひとつのＮＧＯ、ＥＣＲＲのリスク評価

放射線による内部被曝の影響はこれまで無視されてきました。国際的にもっとも権威があるとされている国際放射線防護委員会（ＩＣＲＰ）が、放射線の影響は「被曝した微小領域で本

来規定すべきであるが、臓器当たりの平均量で評価することを基準とする」として、「微少領域」での集中した被曝が問題となる内部被曝を無視してきたからです。この基準の基礎になったデータのほとんどは、広島・長崎の急性・外部被曝の影響をもとにしたものです。ICRPは結成された一九五一年当初、外部被曝委員会のほかに、内部被曝について検討する委員会をもっていたのですが、まもなく活動を停止してしまいました。この内部被曝に関する委員会の初代委員長を務めたカール・モーガンがその著書の中で次のように述べています。

「ICRPは、原子力産業界の支配から自由ではない。（中略）この組織がかつて持っていた崇高な立場を失いつつある理由がわかる[3]」

内部被曝の基準を厳しくすると、原子炉の保守・点検・修理、燃料棒の交換など現場作業に携わる作業員の労働が制約され、原子炉の運転ができなくなります。その結果、プルトニウムの生成もできなくなり、世界核戦略に支障をきたすというのが、内部被曝委員会の審議打ち切りの真相だったようです。

そのような中、一九九七年に活動を開始したのがヨーロッパ放射線リスク委員会（ECRR）です。原発解体にともなって生じる大量の核廃棄物や放射化された鋼材を、一定以下の低レベルであれば、一般の産業廃棄物とともに処理をしてよいとする法案（クリアランス法案）がEU議会に上程されようとしていたときでした。この無謀な法案を阻止するために、ECRRは結成されたのです。ECRRは二〇〇三年の勧告のなかで、国際放射線防護委員会（ICRP）の研究方法の重大な誤りを指摘しました。すなわち、高レベル・急性・外部被曝モデルは、低レベル・慢性・内部被曝モデルとは相容れないものとして、はっきり分けないといけないと提言したのです。

内部被曝を適正に評価しなければならない

文部科学省は、3・11東電福島第一原発事故後「小学校・中学校・高等学校等における指導の場面での活用を念頭に」『放射線等に関する副読本』を作成、二〇一一年一一月、幼稚園や地域コミュニティーにも配布しました。ところがこの副読本は、放射線の利便性を強調する一方、健康リスクの記述が乏しいなど、さまざまな問題点を孕んでいることが指摘されてきました。

二〇一四年四月から使用される副読本には、改訂が加えられましたが、それら問題点の中で、私がもっとも重視しなければならないと考えるのは、体内に取り込まれた放射性物質の小さな粒子から照射される放射線、とくにα線とβ線の健康影響の記述が極めて乏しいことです（図

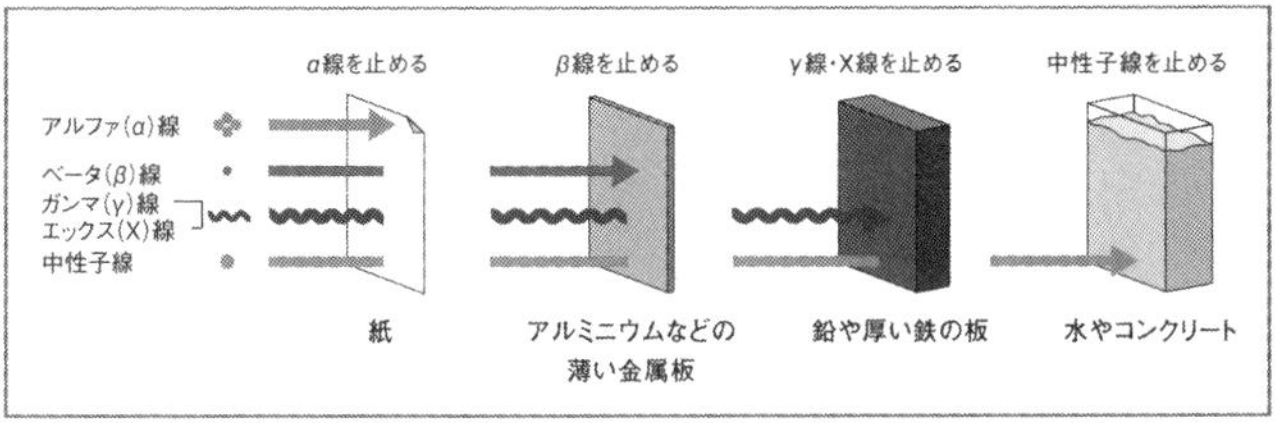

図表 2-6　放射線の種類と透過力（文科省高校生用副読本）
放射線には、アルファ（α）線、ベータ（β）線、ガンマ（γ）線、エックス（X）線、中性子線などの種類があり、どれも物質を透過する能力をもっていますが、その能力は放射線の種類によって違います。
アルファ（α）線は紙１枚、ベータ（β）線は、アルミニウム板など、材料や厚さを選ぶことにより遮ることができます。放射線を遮ることを遮へいといいます。

表2–6）。この図の説明を読んだ生徒たちは、α線は紙一枚で遮ることができるから、安全な放射線だと理解するかもしれません。

ところが前述したように、ICRPの勧告ですら、生体影響の大きいα線は、γ線一に対して、二〇という放射線荷重係数を与えられているのです。前述の国連人権理事会の特別報道官・アナンド・グローバーも、次のように指摘しています。

「Information in school textbooks
学校教科書の情報
51．国家は、十分な情報に基づいて子どもの健康に関する決定がなされることを促進するため、子どもに、そして適切な場合には、親に提供される放射能、及び放射線に関する情報を、正確かつ科学的なものとするべきである。さらに、健康に対する権利を尊重することは、国家に健康に関する事項についての誤った情報の伝達を、慎むよう要求する。国連特別報告者は、福島の公立学校における義務的な放射能教育ための正規のカリキュラムについて知らされた。副読本、及び発表用の教材は、年間被ばく線量が一〇〇ミリシーベルト以下の基準の放射能に短時間さらされた場合、癌を含む病気に罹患する過度の危険が存在するという明確な証拠はないと言及している。このことは、年間被ばく線量が一〇〇ミリシーベルト以下という基準が安全であるという印象を与える。前述したように、このことは、日本の国内法と国際的な基準、又は疫学的研究と合致しない。そして、国連特別報告者は、この教科書が、放射能の影響を受けやすい子どもの健康への影響に言及していないことを指摘した。国連特別報告者は、日本政府に対して、効果的で年齢に応じた、分かりやすい方法で、健康問題を予防し管理する方法を含めて、原発事故に伴う健康への影響の、正確な説明を確保確実にするよう要請する[1]」。

国際放射線防護委員会（ＩＣＲＰ）は人間の身体が均一だとして、外から照射されたγ線の影響を平均化するやり方で、内部被曝を推定していますが、私たちの身体を構成する臓器、組織、細胞は決して均一ではありません。免疫の担い手・リンパ球が放射線に弱いのに対して赤血球は強いなど、放射線に対する感受性も違うのです。

さらに、原発の原子炉の中でウラン235が分裂したとき生成される人工の放射性物質は、核種ごとに、結びつきやすい臓器、組織、細胞が違います。

ヨウ素

放射性ヨウ素とも呼ばれるヨウ素131は、集中的（子どもでは摂取量の九八％）に甲状腺に蓄積します。安定型のヨウ素剤をあらかじめ投与しておけば、甲状腺への取り込みをブロックできます。放射性物質で汚染された空気の来襲後一・五〜三・五時間以内に投与できれば、取り込みを一〇％前後にできます(4)（図表2-7）。

ところが、東電福島第一原発事故に際し、福島県内のいくつかの自治体は、ヨウ素剤を配布したり服用の指示をしましたが、肝心の日本政府が安定型ヨウ素剤投与の指示をしなかったために、多くの住民、とりわけ子どもたちが余分な内部被曝をすることになりました。

セシウム

体内でカリウムに似た挙動をするセシウム137は筋肉や心臓に蓄積する傾向があり、チェルノブイリ事故後多発した心疾患は、おもにセシウム137と134による内部被曝に起因すると考えられています(5)（図表2-8）。

	物理的半減期	生物学的半減期	実効半減期
・ヨウ素131	8	80	7日

幼児　実効線量　おとなの10倍

非放射性ヨウ素による甲状腺蓄積の遮断

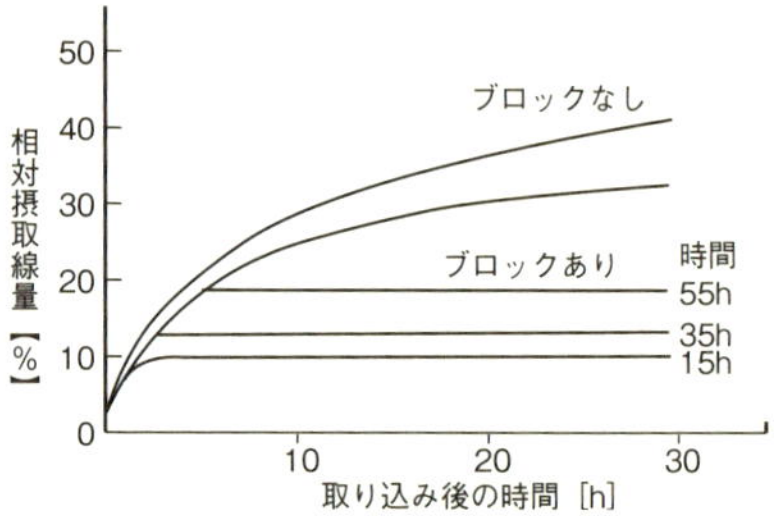

・ヨウ素129　1570万年

図表2-7　ヨウ素131とヨウ素129
コリネリウス・ケラー著、岸川俊明訳『新版　放射化学の基礎』（2002）p.35
1-2

セシウム137は壊変に際し、γ線とβ線を放出します。γ線は飛程が長いため体内から外に飛び出してきます。このγ線を調べるのが、後述するホールボディーカウンター（WBC）です。ところが、高速で飛ぶ電子であるβ線は、体内ではわずか数ミリメートルたかだか一〇ミリしか飛びません。そして、その短い飛程の近くにある細胞や組織にエネルギーのすべてを与えます。飛程は短いといっても、普通の細胞の直径は一〇〜二〇マイクロメートル大ですから、放射性セシウム微粒子のまわりの随分多くの細胞や組織が影響を受けます。人間の身体の構成成分の約七〇％（新生児では約八〇％）は水分子ですし、細胞や組織を作っているのはタンパク質などの有機分

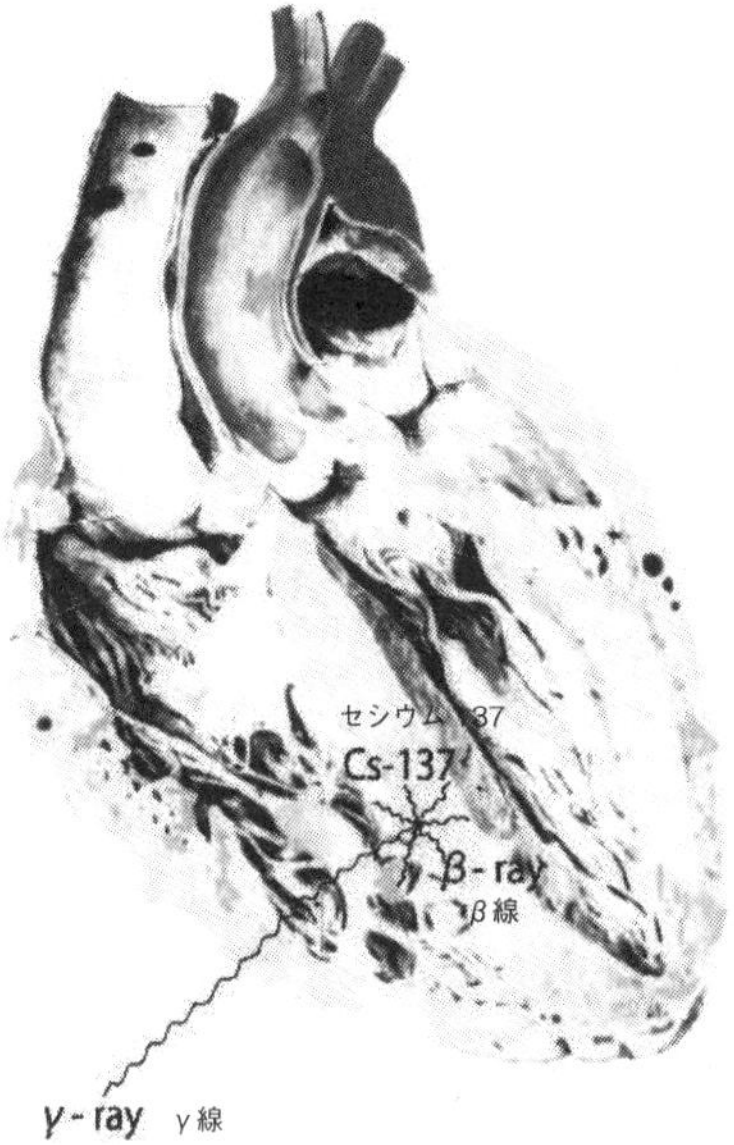

図表 2-8　セシウム 137

心筋に沈着したセシウム 137 の微粒子から照射されるγ線とβ線
物理的半減期 30 年　β線　体内飛程約 10㎜
体内ではカリウムと似た動き

子です。

後述するように、私たちが放射線といっているのは、電離（イオン化）放射線のことです。イオン化放射線は、水やタンパク質の分子を切断します。その結果、有害なイオン（ラディカル）や毒性の強い分子が細胞の中に生成されます。β線の方がγ線より周りに与える影響が大きい分、厄介です。ICRPは、ベクレル値から実効線量シーベルト（Sv）を計算する際にかける荷重係数を、γ線、β線ともに一としていますが、このようなメカニズムを考慮すると、体内組織に沈着したβ線の生体影響リスクをかなり過小評価しているといわねばなりません。

ベラルーシの病理学者ユーリ・バンダシェフスキーが行った剖検例の検討では、子どもの各組織別セシウム137の蓄積では、甲状腺・骨格筋・小腸に次いで心筋に高密度でした（図表2-9）。

気象研究所（茨城県つくば市）のグループは、3・11東電福島第一原発事故の後比較的初期の段階（三月一四〜一五日）に放出された球状セシウム含有粒子を観察したところ、それらは、サイズが大きく、鉄、亜鉛、セシウムを含有し、非水溶性であったと、報告しています（図表2-10、11）。そして、この知見は、事故の経過を理解し、健康への影響および環境中での滞留時間を正確に評価するための鍵になる、としています[6]。

この研究結果は、上述したバンダシェフスキーのデータで、セシウム137が高密度に甲状腺に集積したメカニズムを解明する鍵になるかもしれません。

気象研究所で収集された資料をもとにしたこの研究は、事故現場から約一七〇キロ離れた茨城市つくば市にセシウム137のホットスポットが形成されたことを示すものです。著者足立光司らは、文献を挙げながら、次のように記述しています。

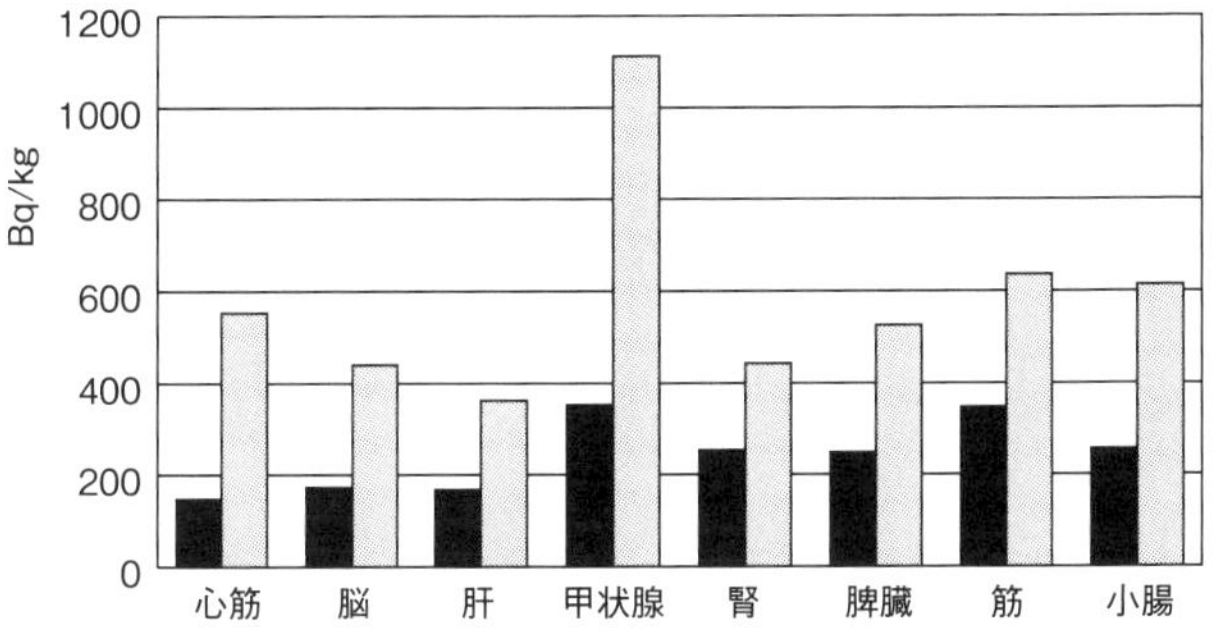

図表 2-9　病理解剖各臓器別セシウム 137 の蓄積
■成人　▒子ども
ユーリ・バンダシェフスキー
Bandaqzhevsky: Yu.I. Cs-137 incorporation in children organs//Suiss Med. Weekly, P133 488-90,2003

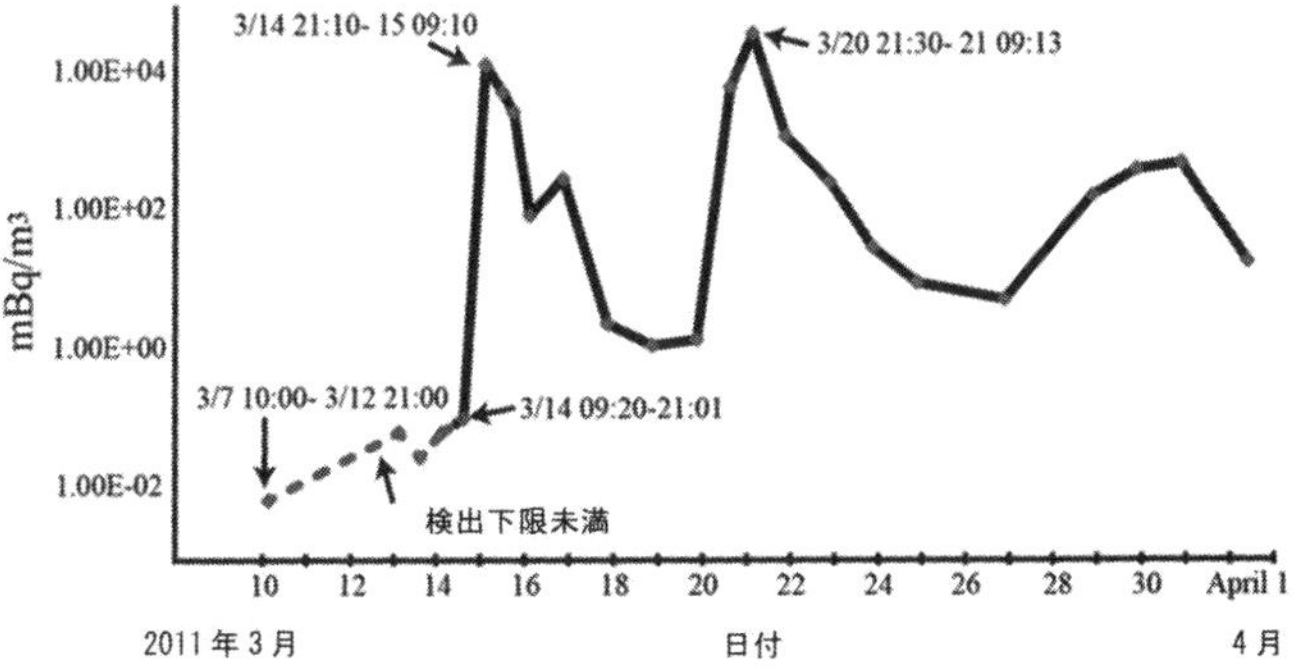

図表 2-10　つくば市における福島第一原子力発電所事故後のエアロゾル粒子の放射能

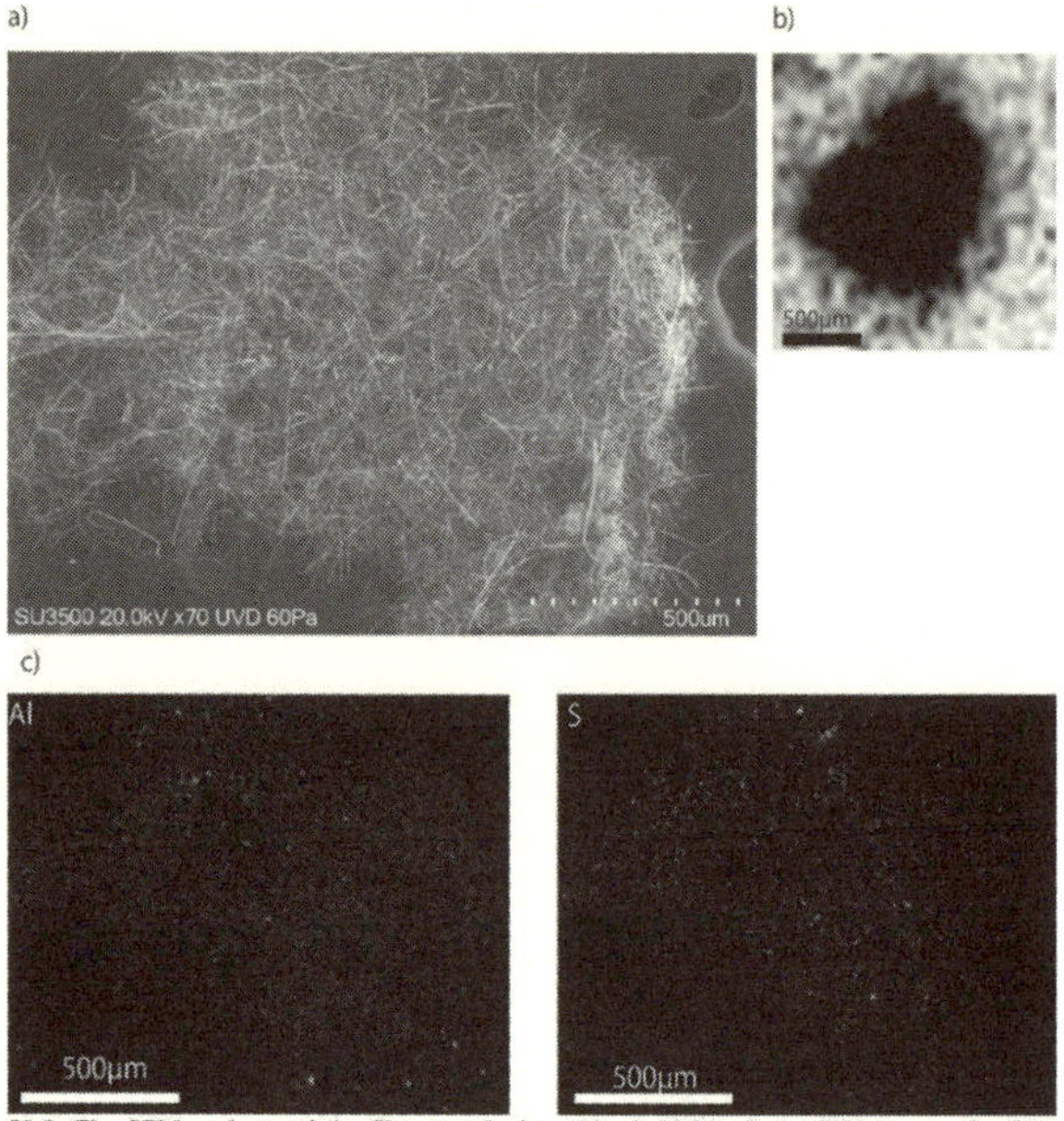

SI 8. The SEM analyses of the filter sample from March 20-21. a) An SEM image of a filter

図表 2-11　3 月 20 日～ 21 日期間採取のフィルター試料の SEM 分析。

a) 拡散した斑点を含むフィルター断片の SEM（走査型電子顕微鏡；引用者付記）イメージ。フィルターは数層に薄切りされ、この画像はその薄切り片の 1 つのもの。

b) フィルターの IP イメージ。放射性物質がフィルター全面に分布している。

c) それぞれアルミノ珪酸塩鉱物および硫酸塩粒子に相当する Al および S の元素分布イメージ。これらの粒子はフィルター全面に分布している。

「大気中に放出された放射性物質は、北半球全域にわたって移動した。たとえばヨーロッパで、マソンら3が二〇一一年三月一一日に採取した空気から放射性セシウムとヨウ素を検出し、その最大値レベルを三月二八日から三〇日にかけて観測した。事故が世界規模の影響をもたらしたにも関わらず、事故の期間中、原子炉内でなにが起こったのか、われわれにはいまだに正確にはわからず、また放射性セシウム（Cs）放出量の推計値は九から三六ペタベクレルまでと大きくばらついている」

日本国政府には、できるかぎり細かいメッシュで土壌を採取し土壌中に降り積もった全ての種類の人工放射性物質について調査し、その結果を一般に開示する責任があると、私は考えます。

ストロンチウム

カルシウムに似た動きをするストロンチウム90は骨や歯の組織・細胞と結びつきやすいのです。しかも、セシウム137とストロンチウム90の物理的半減期はどちらも約三〇年ですが、セシウム137は平均三ヶ月ほどの比較的短い期間に体外へ排出される傾向があるのに対して、ストロンチウム90は一旦骨や歯に入り込むと何十年も出て行きません。骨の中には血

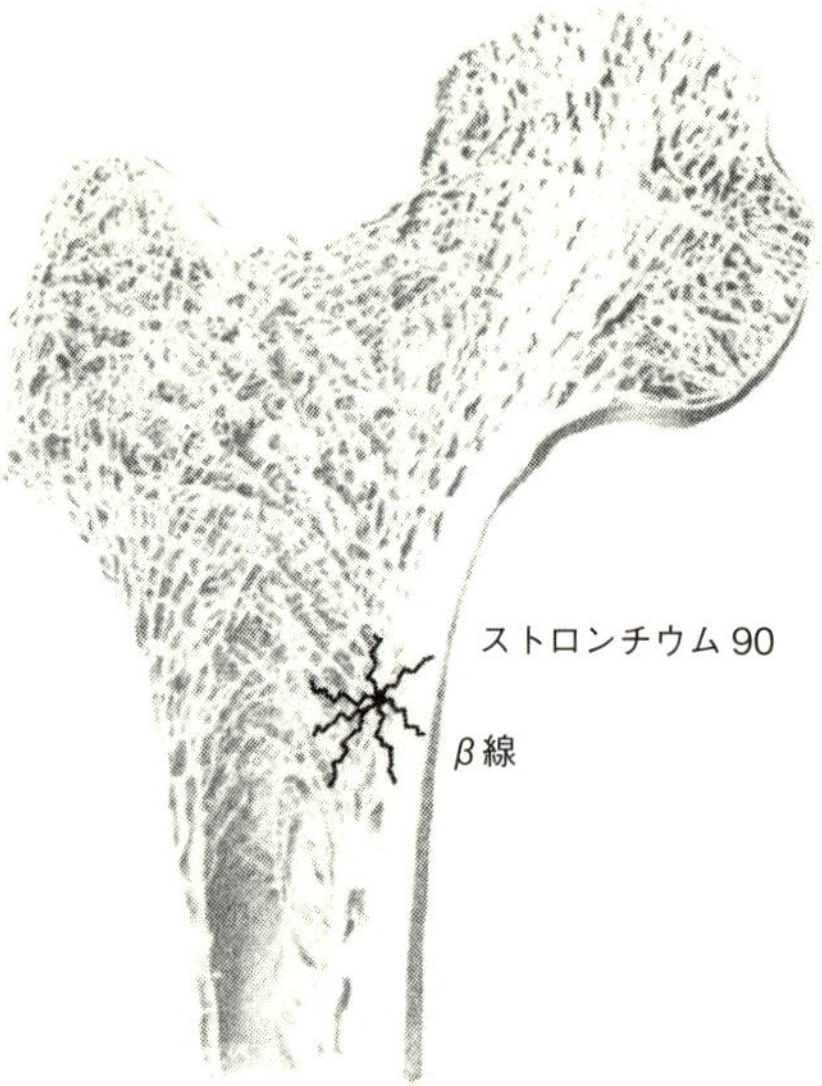

図表2-12　ストロンチウム90
骨に沈着したストロンチウム90の微粒子から照射されるβ線
体内ではカルシウムと似た動き
物理的半減期29年　β線体内飛程約10㎜
何十年も出て行かない

球を作る骨髄がありますから、白血球やリンパ球のもとになる幹細胞は、何十年にもわたってストロンチウム９０から放出されるβ線によって、繰りかえし傷つけられることになるのです。その結果、白血病などの原因となるのです（図表２―12）。

プルトニウム

また、原子炉の中で絶えず生成されるプルトニウム２３９は、壊変の過程でα線を出します。もともと地球上にはほとんど存在せず、ウラン２３８の反応の過程で絶えず生成される最も毒性の強い核種

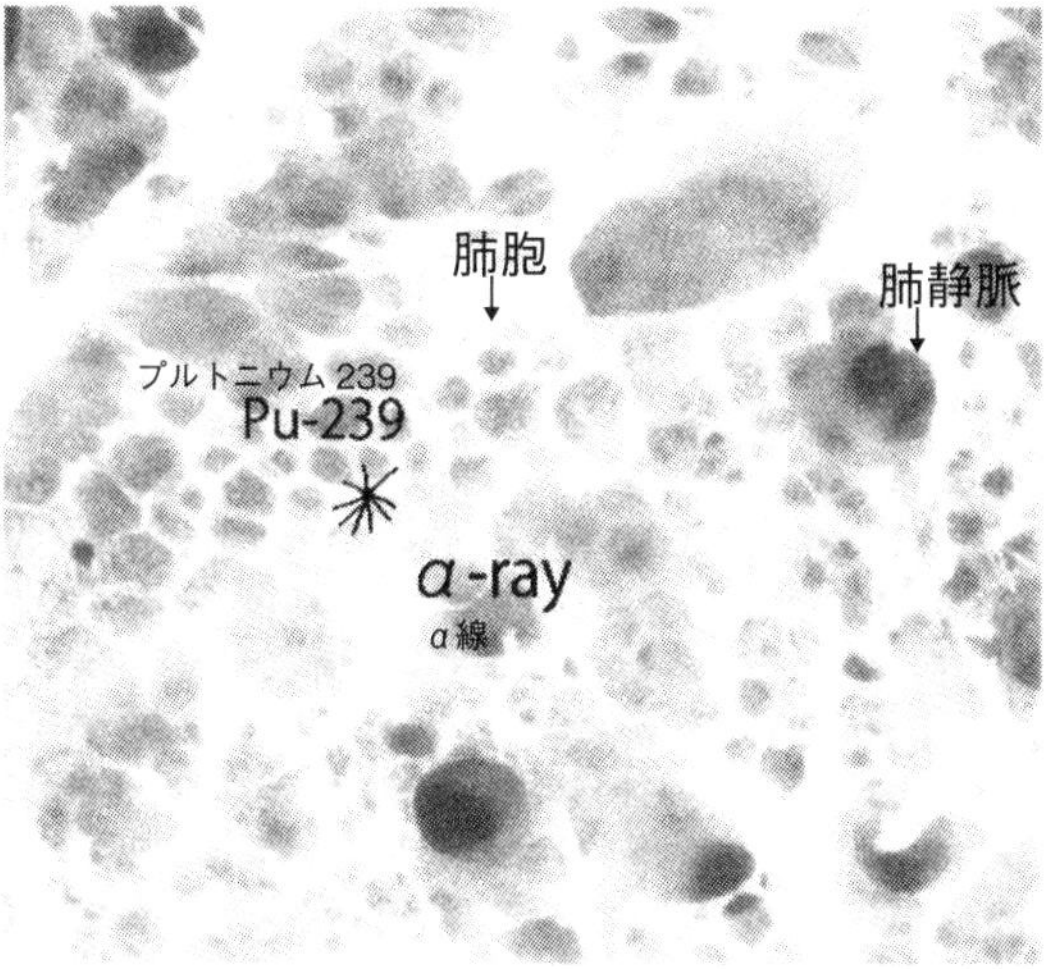

図表 2-13　プルトニウム 239 肺に沈着したプルトニウム 239（人類が創り出した最強の毒物）の微粒子から照射されるα線　半減期：約 2 万 4100 年　体内飛程 40μｍ

です。ウランと同じα核種で、ウランよりエネルギー効率がよいので、原発の燃料として期待され、福島第一原発の三号機でウランと混ぜたＭＯＸとして使用されてきました。α線の体内での飛程は、たかだか四〇マイクロメートルですから、ＷＢＣでは検出できず、これまた存在しないと評価されることになります（図表2―13）。

内部被曝のメカニズム

内部被曝のメカニズムを整理すると、次のようになります。

① 私たちの身体の内部環境は、免疫系・内分泌系・自律神経系によって保たれている。

② これらの系をうまく機能させるために、酵素を含むタンパク質分子はきわめて重要な役割を担っている。
③ α線やβ線は、γ線より高密度にタンパク質分子、またDNAそのものを切断する。
④ 電離（イオン化）のもう一つ重要な問題点は、分子を切断して、水酸基など毒性の強いイオン（ラディカル）やイオンが再結合したときに毒性の強い過酸化水素分子などを生成すること。こうして細胞質や隣の細胞に生成された毒性物質もDNAを切断する。これを「バイスタンダー効果」という。このように電離（イオン化）放射線が産みだした毒性物質による間接的なDNA損傷の方が、放射線による直接的なDNA損傷より、生体への影響は大きいと言われている[7][8][9]（図表2―14〜16）。
⑤ 放射線と細胞内に生成された化学物質は細胞のすぐそばから、繰り返し、細胞核内にあるDNAを繰り返し傷つける。
⑥ DNA二重らせんの両方が切断されると修復は困難となり、このDNA損傷が、がんや先天障害、免疫不全など、さまざまな病気の原因となる（図表2―17）。外部から照射された透過性の強いγ線と異なり、呼吸や飲食とともに内部に取り込まれたα核種やβ核種の微小粒子から周囲の細胞・組織に長期にわたって繰り返し照射されるα線やβ線による生体影響は大きく、DNA損傷の程度も大きいと考えられている。

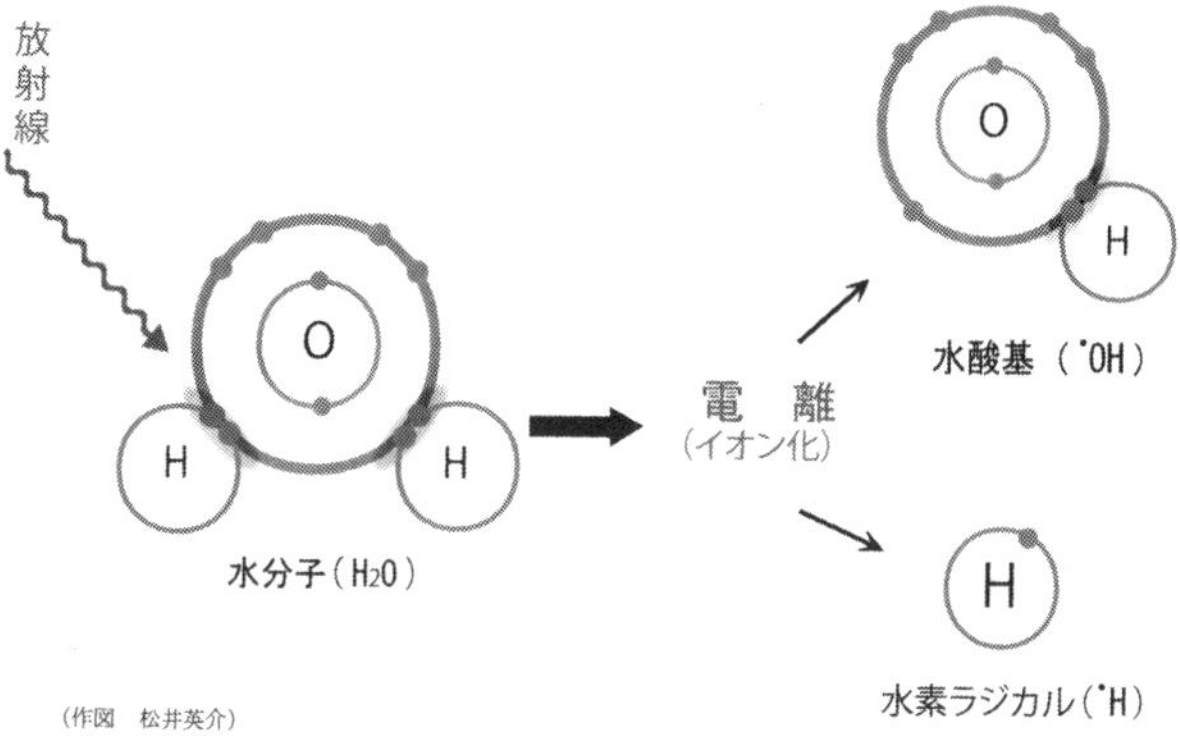

図表2-14　水分子（H2O）の切断
イオン化放射線による水分子の切断　有害なラディカルの生成

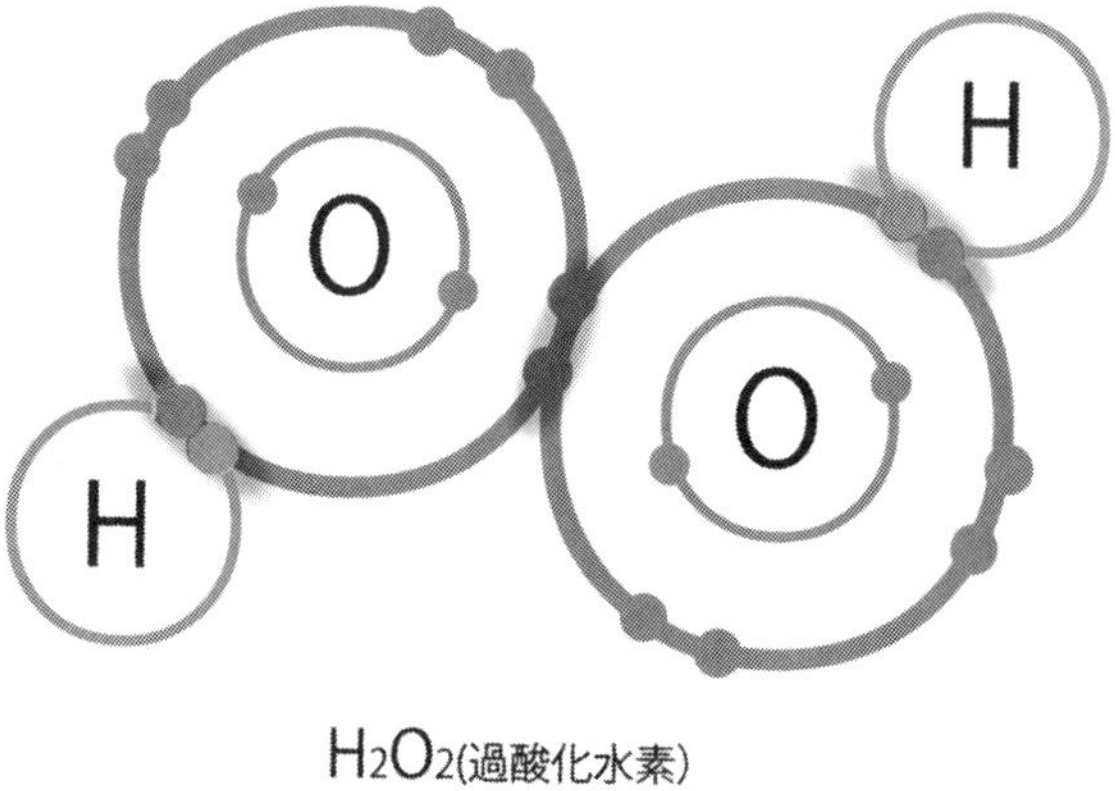

図表2-15

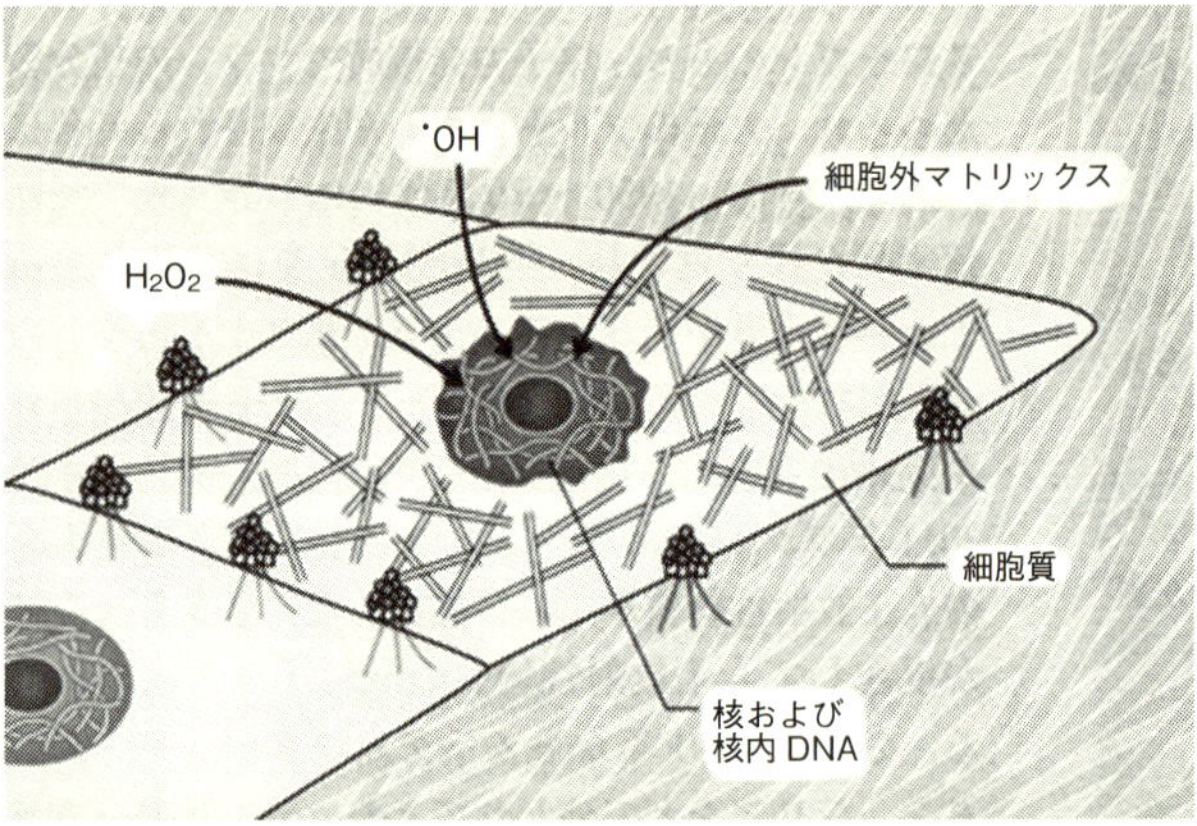

図表2-16　バイスタンダー効果　遺伝的不安定性が受け継がれる
改訂第8版内科学書1内科学総論臨床症状　病因病盟5　内部被曝（松井英介）中山書店（2013）p.63

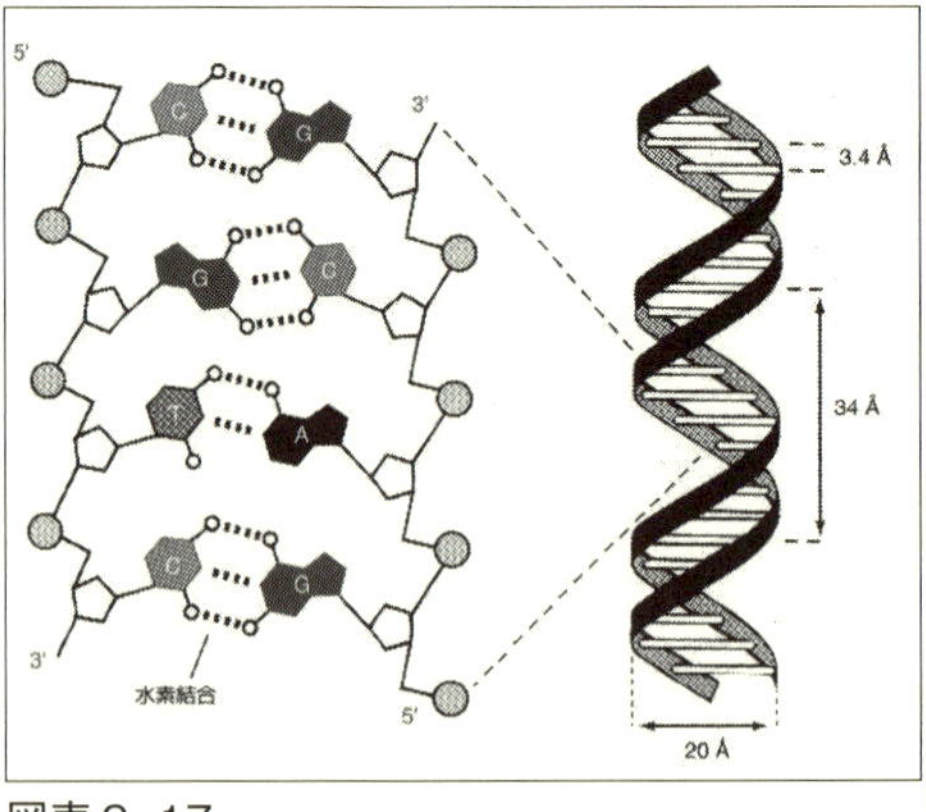

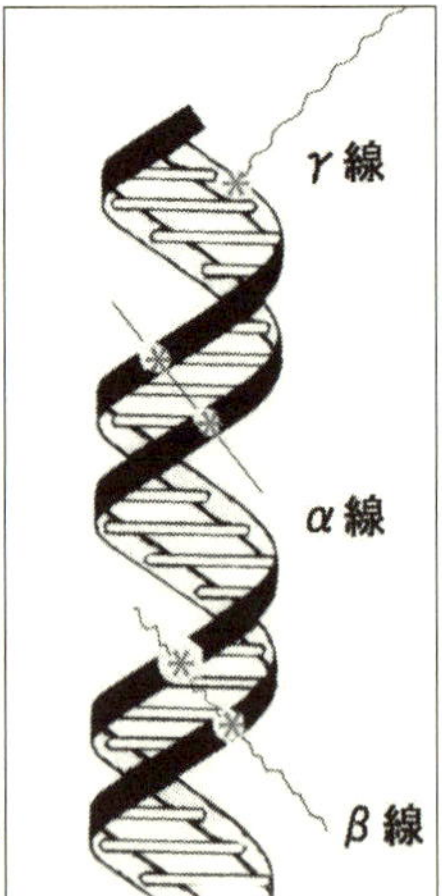

図表2-17
DNA の構造
Thompson&Thompson:Genetics in Medicine

DNA の切断

DNA の構造とイオン化放射線による切断

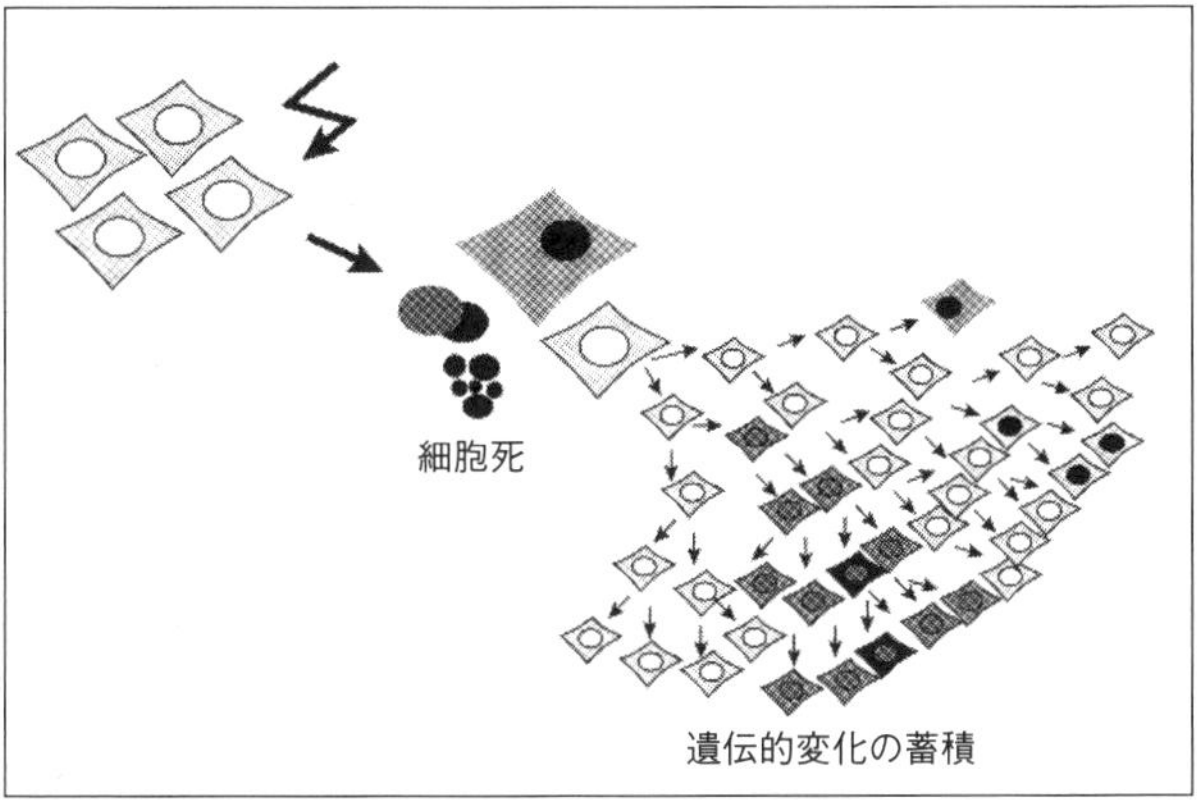

図表2-18　遺伝的不安定性の誘導の模式図　ミニサテライト突然変異

放射線被曝で生じた損傷が修復され生き残った細胞に細胞分裂に伴って新しい変異が次々と生ずる現象で、細胞は放射線被曝をなんらかの仕組みで記憶していることを示唆する。

佐渡敏彦、福島昭治、甲斐倫明著『放射線および環境化学物質による発がん―本当に微量でも危険なのか？―』医学科学社、2005年

⑦　その結果切断されたDNAの異常再結合がおこり、遺伝的に不安定な状態が次世代に受け継がれ、がん、先天障害、免疫異常など様々な病気の原因となる。これを、遺伝子不安定性の誘導という[10]（図表2―18）。

いのちは一個の細胞から　内部環境と恒常性

最初のいのちは、海で生まれたといわれます。たった一個の細胞から進化した生きものは、自らの体内に海の環境を保ちいのちの営みを育みました。

私たちのいのちの始まり受精卵は、私たちの細胞の中で最大のものです。普通の体細胞が直径二〇マイクロメートル

(μm)、リンパ球や赤血球が八マイクロメートル(μm)なのに比べて、一〇〇マイクロメートル(μm)もあります。受精卵は、脳や心や肝などさまざまな働きをもった六〇兆個もの細胞に分化する能力をもっています。繰り返しますが、私たちのいのち、人間としての尊厳の始まりは、たった一個の細胞なのです(図表2—19~22)。

多細胞生物が自らの生存を可能にするため、体内に形成した環境を内部環境といいます。それは、上皮細胞によって囲まれた内腔を、温度・pH・浸透圧・電解質濃度などを一定に保った液で満たし、自らの細胞を浮かせるシステムです。単細胞生物時代の比較的安定した環境・海を体内に取り込む画期的な進化の結果です。しかしその液は、無限の海と異なり体重の約二〇%を占めるにすぎないので、内部環境の維持には極めて精緻なしくみが必要です。

ICRPの放射線防護基準にすら、妊婦すなわち胎児には特別の手当が必要であると書かれています。ところが、この国の食品の安全基準などには、胎児や乳幼児への配慮が欠落しているのはなぜでしょうか。

このような内部環境の下で、単細胞生物のように勝手に必要なモノを取り込み、むやみに老廃物を捨てていたら、細胞外液の組成は細胞の生存を許さなくなってしまいます。細胞外液の性状を積極的に調整し一定に保つことが、多細胞生物生存の必要条件です。これを恒常性(homeostasis)といいます。内部環境の恒常性が確保できれば、厳しい外部環境の下でも生き

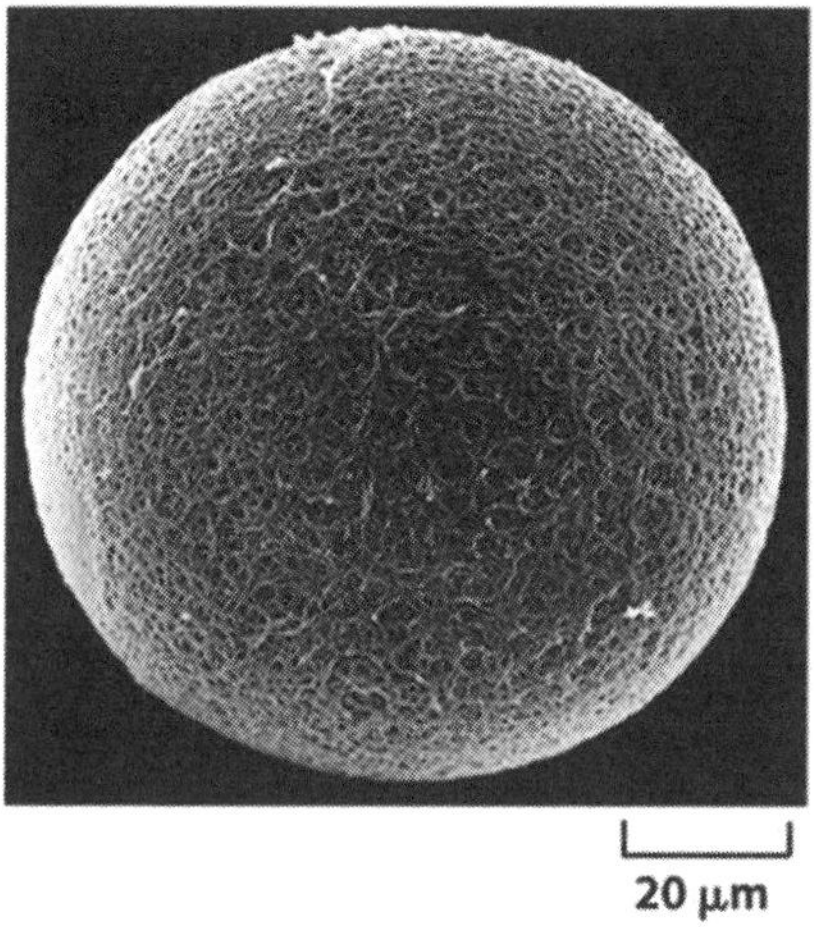

図表2-19

Figure 21-22a Molecular Biology of the Cell (© Garland Science 2008)

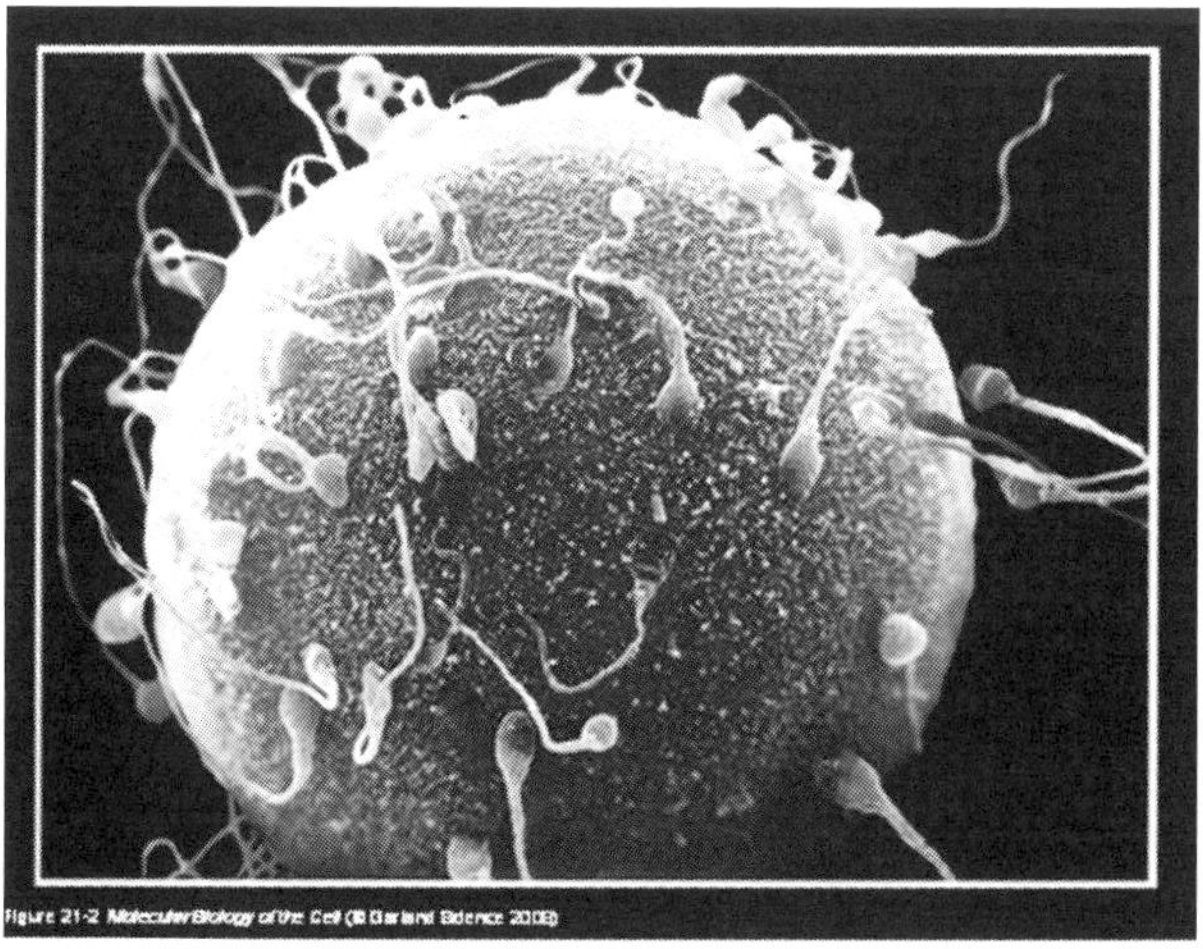

図表2-20

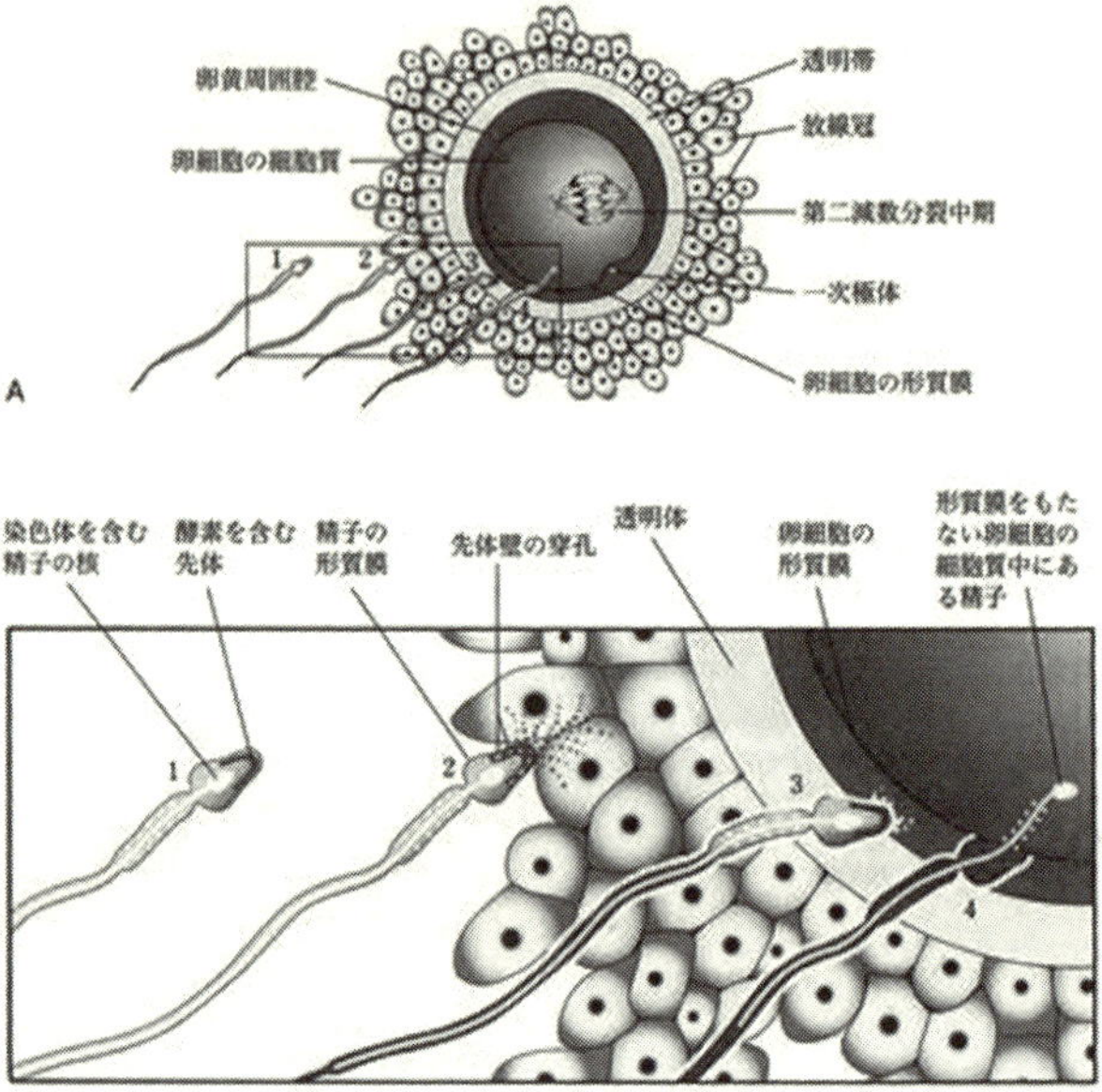

図表２-21

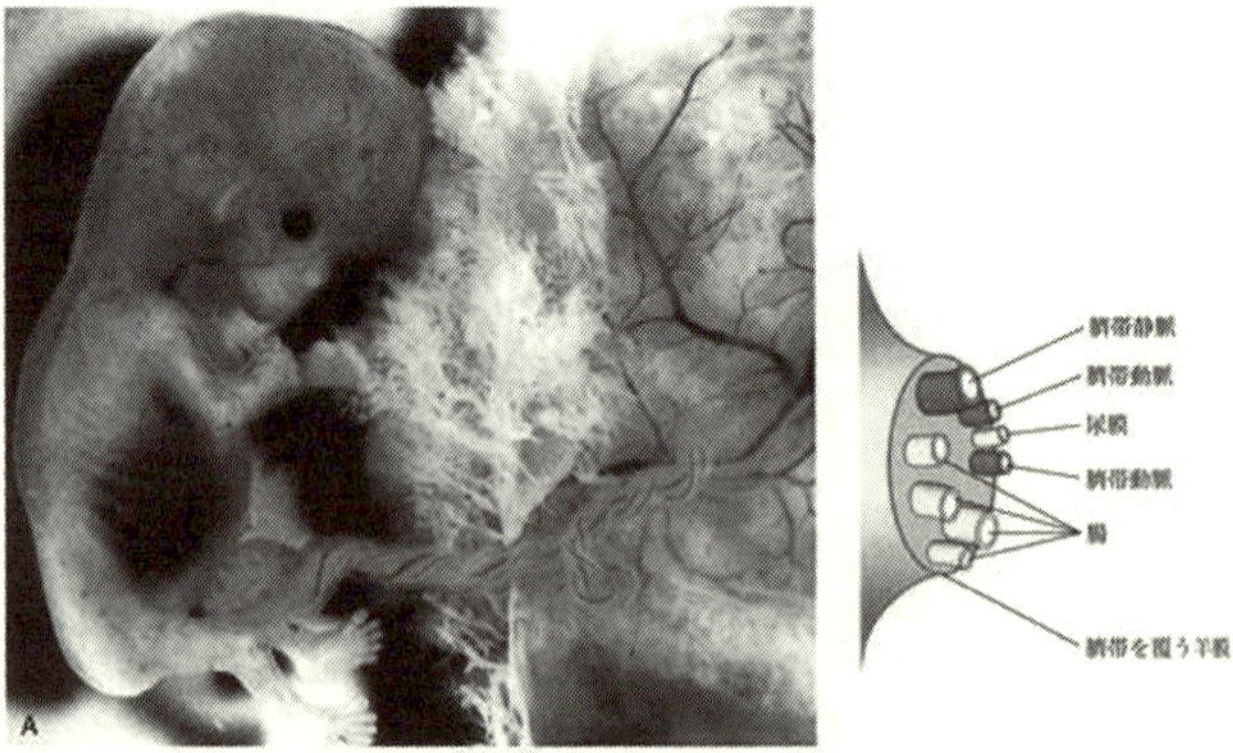

100nm以下の小さな粒は胎盤を通る

n =1/1000 μ, μ=1/1000mm, mm=1/1000m

図表２-22

ることができます。このようにしていきものは陸上に進出しました。

多細胞生物は恒常性を維持するための調節系を進化の過程で獲得してきました。免疫系・内分泌系・自律神経、その見事なバランスの上に、内部環境の恒常性は成り立っています。

ところが、現代を生きるヒトの場合、これらの調節系が本来の原則どおりには機能しなくなってきています。以前にはなかった化学物質・内分泌かく乱物質に加えて、電離放射線や電磁波（非電離放射線）が日常的に体内に入ってきます。ナノメートル（nm）オーダーの超微粒子は胎盤を通過して胎児に影響を与えます。これらの有害物質が内部環境を汚染・撹乱しても、調節系が充分働かなければ、結果として恒常性が保てなくなります。自覚症状が発現したとき初めて内部環境の異変を感知する場合が多いのです。自覚症状は警鐘ですから、これを重視することは大切ですが、自覚症状が出てからでは、しばしば遅いのです。

何といっても「予防原則」、とくに一次予防です。外部環境である自然生活環境にいのちの恒常性に影響を与える有害な化学物質や人工の放射性物質を持ち込まないようにすることが、最も重要です[(5)(11)]。

エピジェネティックス

エピジェネティックスとは、DNA配列が変化しないまま、DNAの性質が長期的あるいは恒久的に変化することを指します。遺伝子の実体は、先述した二重らせんDNAです。ところが有名なこの二重らせんは細胞核内でむき出しになっているわけではありません。その周りにさまざまな有機分子がくっついているのです。これらの分子が、遺伝子に長期間くっついて遺伝子を活発にしたり不活発にしたりすることがわかってきました。

エピジェネティックス（Epigenetics）のEpiとは、ギリシャ語由来で、英語のat, to, upon, over, besideの意味です。

エピジェネティックスとは、これら遺伝子を調整する分子が長期間、ときには生涯にわたって、どのように遺伝子とくっついたり離れたりするのか、そのメカニズムを研究する学問分野を指す言葉でもあります。

この分野で今活発に研究されているのが、胎内環境に関わるものです。中でも重要なのが発生に関するもので、受精卵がどのようにして人間になるかという謎の解明が、もっとも基本的なものです。そのひとつが「細胞分化」です。幹細胞は遺伝的に同一ですが、それが皮膚細胞、血球、ニューロン、筋細胞、骨髄細胞などに分化しても、遺伝的に同一なのはなぜでしょう。私たちは両親から、別々かつ平等に遺伝形質を受け継いでいますが、どちらから受け継いだかによって、活発さに大きく変わってきます。環境要因によるエピジェネティクッスな変化は祖父母から孫に伝わるものもあります。

歴史的に有名なオランダ飢餓。一九四四年九月から一一月、ナチスドイツ占領下のオランダ東北部で極端な食料不足に襲われた母親の胎内にいた子どもたちに見られた健康障害の長期的な調査結果が有名です。胎内で飢餓を経験したひとは、例えば統合失調症になるリスクが著しく高かったのです。また、肥満や高血圧、心冠動脈疾患、2型糖尿病なども高率に見られました。今、飢餓がこれらの病態をいかに誘発するのかを解明する研究が進められています。そしてオランダ飢餓が胎児に与えた影響は、エピジェネティックな遺伝子制御だと考えられています(12)(13)(14)。

私たちの身体を構成する六〇兆個もの細胞の七〇%は水分子から成り、同時にそれら細胞やDNAはタンパク質などの有機分子によって構成されていることを考えれば、胎内に取り込まれた人工放射性物質の微粒子から放出される電離放射線は、これらの水やタンパク質の分子を切断し、エピジェネティックスに大きな影響をおよぼすと考えるべきでしょう。

以下の記述は、“Epigenetics The Ultimate Mystery of Inheritance”の翻訳書『エピジェネティクス 操られる遺伝子』(リチャード・フランシス(Richard C.Francis)著、野中香方子訳、ダイヤモンド社、二〇一一年一二月)からの引用です。

一九七〇年代におけるオランダの飢饉の研究：
Stein Susser,et.al.(1972);Ravelli,et.al.(1976)
・胎児期四ヶ月目から誕生日までの間に飢饉を経験した人は、肥満になる傾向が著しく高い。胎内で経験しなかった人のおよそ二倍になることが判明した（一八歳に徴兵時検査記録から）。また統合失調症にかかるリスクが高く、」うつ病のような情緒障害が増加。男性には反社会的人格障害の増加が認められた（Hoch(1998)）。
・対象：女性
一九九〇年代初頭、アムステルダム／ウイルヘルミナ病院等の出生記録による研究
胎児期七ヶ月目以降の飢饉経験者は以上に小さく生まれた。一方、胎児期三ヶ月までの飢饉経験者は標準より大きく生まれた。胎児期初期の食糧不足のストレスを補おうとする反応が胎内で起きたと推測された。
・対象：男性女性五〇歳に達した時
心血管など生理的機能にも注目。胎内で飢饉を経験した人は、飢饉を経験していない人より肥満になりやすかった。高血圧、冠状動脈性疾患、２型糖尿病になっている割合も多い。五八歳時も同じ傾向が見られた。

どんな影響が出るかは、飢饉を経験した時期で大きく左右された。例えば冠状動脈性疾患と肥満は胎児期初期三ヶ月間の飢饉経験に関連していた。またその期間に飢饉を経験した女性は乳がんになりやすかった。四から六ヶ月目までに経験した人は、肺と腎臓に多くの問題を抱えていた。耐糖能障害（糖尿病予備軍）は、誕生前の三ヶ月間に飢饉を経験した人々において最も顕著だった。

→これらの研究はいまも続いている。

それらから、胎内環境が私たちの健康に長期的に影響することを裏づける、極めて説得力のある証拠がいくつも示された。その土台となっているメカニズムに関心を持つ人もいて、解明の研究が進められている。

遺伝子の活性化がコントロールされることを、「遺伝子制御」という。

エピジェネティクスという分野が誕生する以前から、数週間の間に起きる「遺伝子制御」はかなり多くのことが知られていた。これを「普通の」遺伝子制御と呼ぶ。これに対し、エピジェネティクスは普通の遺伝子制御でない。エピジェネティクスな遺伝子制御は、遙かに長い期間にわたって起こり、時には全生涯に及ぶこともある。オランダのコーホートに関係があるのは、このエピジェネティクスな遺伝子制御である。

エピジェネティクスに制御された遺伝子は、化学結合の形から見分けることができる。最も一般的なのはメチル基（$-CH_3$）の付着である。これをメチル化という。遺伝子は、さまざまな度合いでメチル化される。メチル化が進むほど、遺伝子の活性化は抑えられる。

オランダ飢饉コーホート研究で、血液細胞の中にエピジェネティクスに変化した遺伝子がいくつか見つかった（Tobi, Lumey, et.al.(2009)）。インスリン様成長因子２（ＩＧＦ２）というホルモンを精算するための遺伝子「ＩＧＦ２遺伝子」のエピジェネティックな変化である。ＩＧＦ２は本質的には成長ホルモンであり、特に胎児の成長にとって重要な働きをする。ＩＧＦ２遺伝子のエピジェネティックな変化が、出生児の低体重、糖尿病、統合失調症などとどうつながっているのかはまだ解明されていないが、特定の遺伝子の変化が見つかったことは、胎内環境のエピジェネティックな変化が六〇年以上も続いてきたことを論証する上で極めて重要である。

エピジェネティックな付着の大部分は、精子と卵子が作られる段階で除去される。ゆえに受精卵は、エピジェネティックには白紙の状態から成長し始める。しかし時たま、エピジェネティックな付着が遺伝子とともに次世代に受け継がれる場合がある。注目すべき事象は、飢饉による影響が飢饉を経験した人とその子どもだけでなく、孫世代にも及ぶということである。

以上は驚くべき発見である。遺伝子によらない遺伝があり、それが健康に影響するというのだから。科学者はさまざまな形で遺伝子によらない遺伝がなされていることに気づいているが、メチル化された遺伝子の影響かどうかは、まだ明らかにされていない。

複合汚染

私たちはともすると、限られた地域の空間線量（mSv/y）や特定の食品の許容線量（Bq/kg）だけに目を奪われます。しかし、子どもたちは、その地点にいつもじっとしているわけではありません。ある特定の食べ物だけを食べるわけでありません。彼らは動き回りますし、さまざまな物を口に入れます。私たちは、子どもたちを、彼らが生きる長い時間軸と広い空間の中でとらえるべきなのです。すなわち、次世代のいのちを守ることを何より大切に思うならば、子どもの健康を障害するすべての環境因子を考えるべきです。それら環境因子の全てが長期間、複合的に作用する、すなわち複合汚染を意識することが大切だと、私は考えます。

3・11東電福島第一原発事故以降しばしば放射性セシウムだけが議論の対象になりますが、既に述べたように、胎内・体内、とくに血球を作る働きをもつ骨髄を含む骨に、何十年も留まって排出されないストロンチウム90などその他の核種を忘れてはいけないのです。さらに今回問題になっているがれきには、アスベストのほかさまざまな有害化学物質が含まれている可能性が高いのです。

これら全ての有害物質は、胎児や子どもの体内に取り込まれ、蓄積し、長期間にわたって複合的に細胞や遺伝子・DNAを障害すると考えるべきです。

有吉佐和子は書いています。「複合汚染というのは学術用語である。二種類以上の毒性物質によって汚染されることをいい、二種類以上の物質の相加作用および相乗作用が起ることを前提として使われる」「私たちが日常、鼻と口から躰の中に入れる化学物質の数は、食品添加物だけでも一日に八〇種類といわれている」「八〇という数は、種類を足し算にしたものである。これが相加作用と呼ばれる」「この八〇の物質が掛け算になったら、どうなるか。これが相乗作用と呼ばれるもので、複合作用といえばまずこちらの方をさしていると思っていい」「現在までのところ、日本の学会で分かっているのは、PCBとDDT、BHCとPCB、PCBとABS（合成洗剤のことである）など僅かな組み合わせの相乗効果だけである[15]」。

ここで重要なのは、単独では微量でも、複数の毒性物質が合わさると、何層倍もの健康影響をもたらすという結果が報告されていることです。人工放射性物質から放出される電離放射線も例外ではないと考えるべきです。なぜなら、電離（イオン化）放射線の生体影響も、前述したように、例えば電離放射線による水分子の切断の結果生成される毒性の強いラディカルによる生物化学的な過程が重要な役割を担っているからです。

大阪府のがれき処理

がれき処理に際して大阪府が調査した、放射性物質濃度の測定結果を発表しています。それによれば、例えば、二〇一二年一〇月三一日に採取された災害廃棄物の放射性セシウムの濃度は一キロあたり八ベクレル、また、二〇一二年一一月三〇日に舞洲工場焼却施設で採取された飛灰（一号）と飛灰（二号）の放射性セシウムの濃度は、それぞれ一キロあたり三七および三八ベクレルでした。

ところが、二〇一三年大阪市の公表したデータによれば、少なくとも飛灰が大量の放射性物質を含んでいることが示唆されます。

図2-23は、大阪市がウェブサイトにおいて公表している、埋め立て処分した北港処分地における空間線量率の測定結果をまとめたものです。大阪市は、埋め立て処分について安全性が確認されていると主張しますが、逆にそのデータからはその危険性が懸念されます。

なお、これは三日間の空間線量の平均をグラフに表示したものです。一般に空間線（シーベルト）によって測定可能な線量は、かなり大きな放射線量です。ある物に含有される放射性物質が一キロあたり一〇〇ベクレル未満である場合はもちろん、その一〇倍や一〇〇倍である一キロあたり一〇〇〇ベクレルや一万ベクレルであっても、空間線量の測定のみではまず検知できないことが知られています。逆に言えば、空間線量の測定によって有意な差が検出される場合、大量の放射性物質を含んでいることが示唆されます[16]。

この主灰と飛灰の、①地面から五センチと②地面から一メートルという測定結果の「差」をグラフ化したものが以下の図2-24です。グラフから明らかなように、少なくとも、より放射性物質が濃縮される飛灰については、この二つの「差」が、毎時〇・〇二マイクロシーベルト程度の有意な結果として認められます。この測定結果は、飛灰が相当な放射性物質を含んでいることを有意に示しており、大阪市が公表している飛灰の放射線量程度の放射性物質含有量しかないとは、にわかには信じがたい結果となっています。

埋め立て処分した焼却灰（主灰および飛灰）の再調査を、公正な第三者機関立会の下で、できるだけ早期に行わせなければなりません。

仮に百歩譲って飛灰の人工放射性セシウム濃度が、一キロあたり三八ベクレルであったとしても、胎児や乳児にとって、この値は決して微量ではないことを認識しておく必要があります。

この値を見たとき、私が思い浮かべたのは、ドイツ放射線防護協会の「日本における放射線

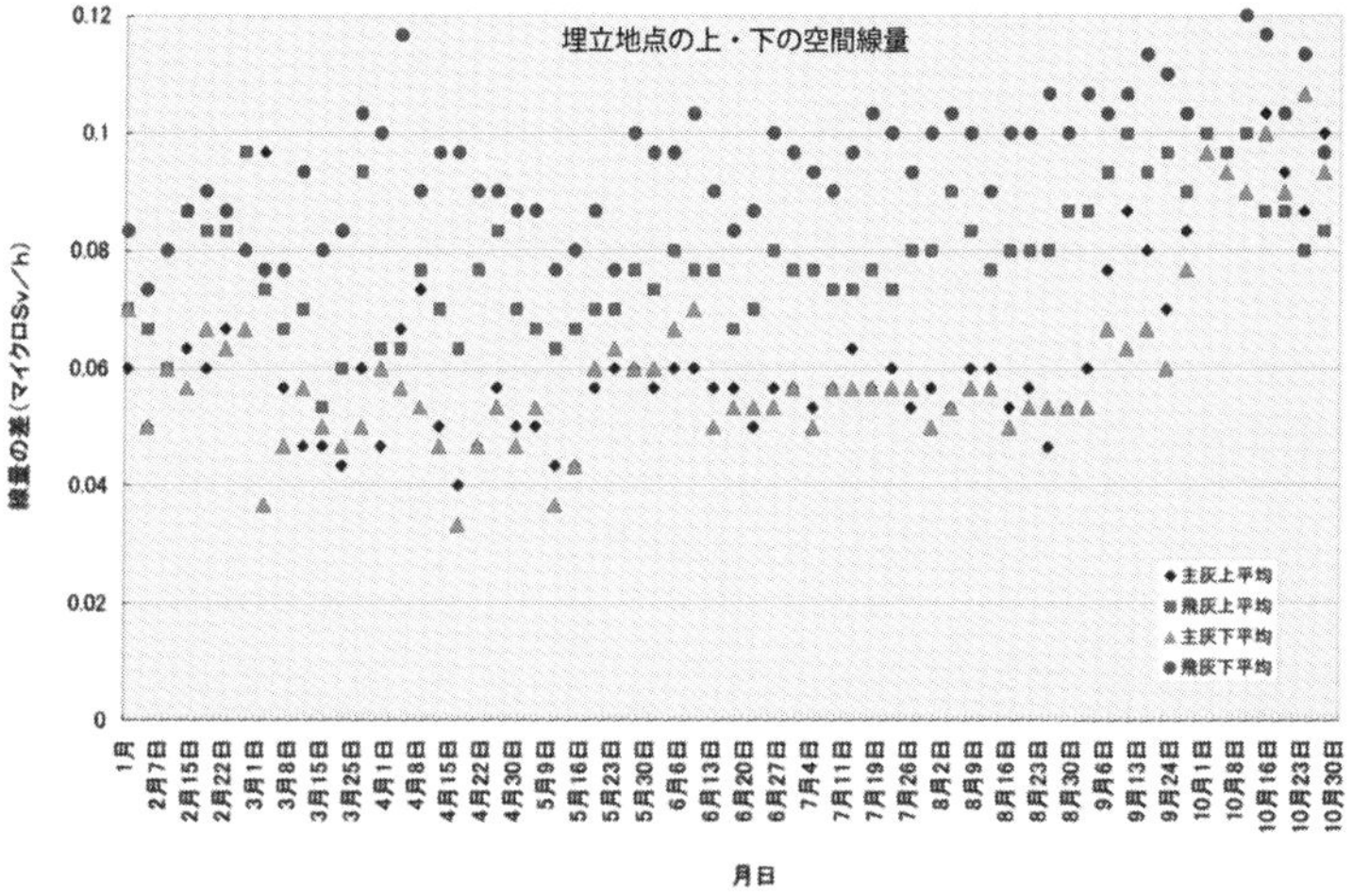

図表 2-23　飛灰と主灰の空間線量（地面より5cm 及び1m）まとめ

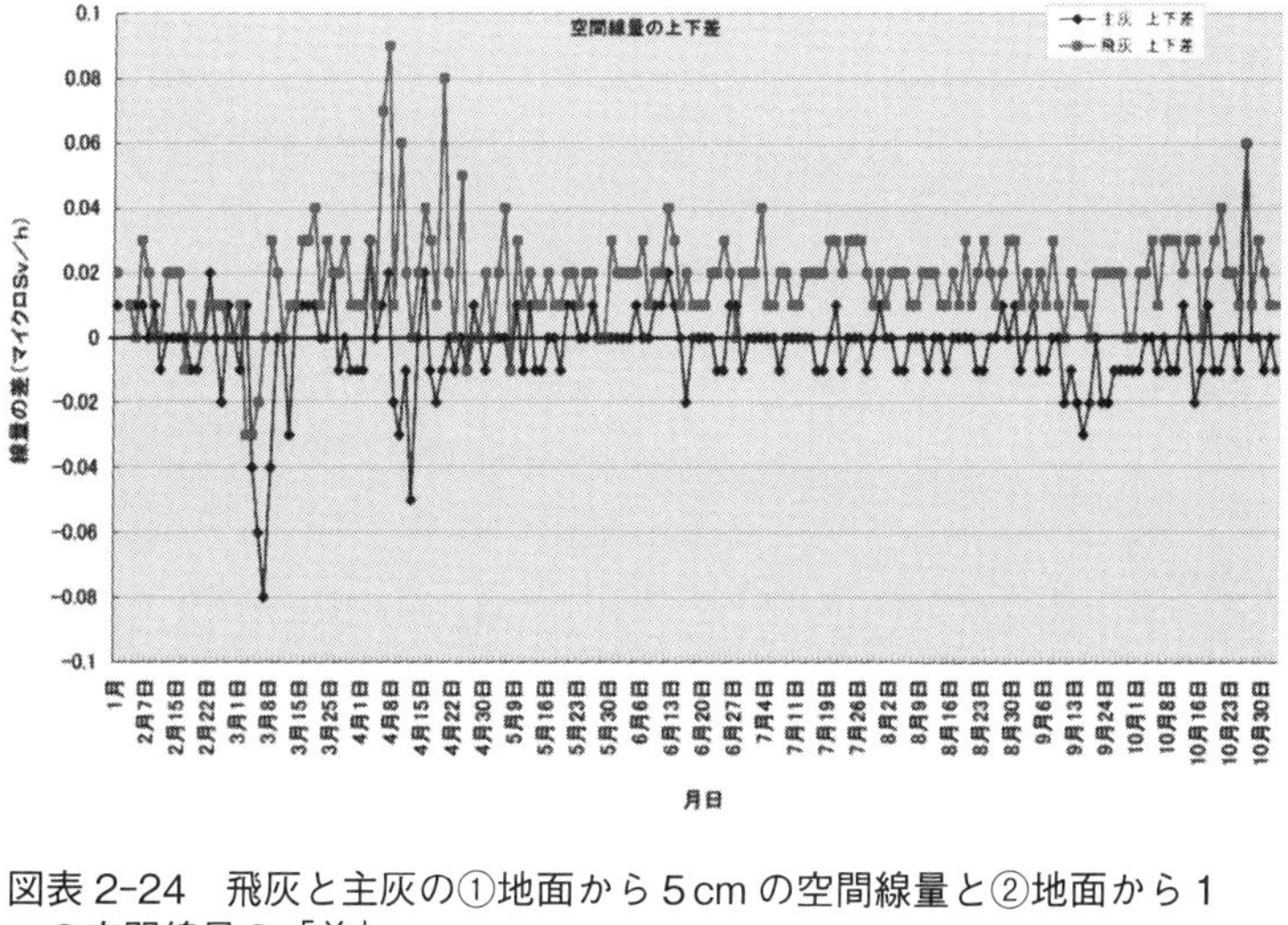

図表 2-24　飛灰と主灰の①地面から5cm の空間線量と②地面から1mの空間線量の「差」

リスク最小化のための提言」の、「乳児、子ども、青少年に与える飲食物の限界値は、一キロあたり四ベクレルを超えてはならない」という記述でした（一九三頁参照）。
この提言は、3・11東電福島第一原発事故直後にこの提言をまとめたドイツの友人が私あてに送ってくれたものです。私は日本の友人の助けを借りて、大急ぎでドイツ語から日本語に翻訳し、インターネットを通じてひろく紹介し、その後、二〇一一年六月に刊行した自著の巻末資料として収載しました。そこには次のような記述があります。

「現行のドイツ放射性防護令第四七条によれば、原子力発電所の通常稼動時の空気あるいは水の排出による住民一人あたりの被ばく線量の限界値は年間〇・三ミリシーベルトである。この限界値は、一キログラムあたり一〇〇ベクレルのセシウム137を含む固形食物および飲料を摂食するだけですでに超過するため、年間〇・三ミリシーベルトの限界値以内にするためには、次の量まで減らさなければならない」として、「乳児、子ども、青少年に対しては、一キログラムあたり四ベクレル以上の基準核種セシウム137を含む飲食物を与えないよう推奨されるべきである(5)」

一キロあたり四ベクレルという基準をどう評価すべきでしょうか？

人工放射性物質は本来ゼロであるべきですが、チェルノブイリ事故以降深刻な汚染を経験し、今もキノコ、ベリー類やイノシシなどの野生動物から高い放射性物質が検出されるドイツの、ガマンの限界なのかもしれません。しかし、私たちが注目しなければならないのは、岩手県から大阪府が受け入れた災害廃棄物の放射性セシウム濃度が、この限界値の倍の値を示していることです。また、飛灰の放射性セシウム濃度が、一〇倍近い値を示していることです。

さらに重大なのは、後述する日本の食品許容線量限度値は、ドイツ放射線防護協会が推奨する飲食物の限界値に比べ、飲料水で二倍以上、牛乳と粉ミルクで一二倍以上、その他の食品では二五倍も高い値を設定していることです。それ以前に、食品許容線量限度値表に胎児や幼児の限度値を記載せず（定めず）、ストロンチウム９０の限度値をまったく記載しない（定めない）、日本政府の基本政策にこそ極めて重大な欠陥があると言わねばなりません。

原発から排出された人工放射性物質は誰のものか

福島県二本松市でゴルフ場経営二社が起こした裁判があります。

東京電力福島第一原発事故でゴルフコースが放射性物質に汚染され、営業できなくなったとして、福島県二本松市のゴルフ場「サンフィールド二本松ゴルフ倶楽部岩代コース」の運営会社など二社が、東電に放射性物質の除去と損害賠償の仮払いを求めた仮処分申請について、東京地裁（福島政幸裁判長）は二〇一一年一一月一四日、申し立てを却下する決定をしました。二社は同日、東京高裁に即時抗告しました。同決定で福島裁判長は、原発事故でゴルフ場の土壌や芝が汚染されたことは認めましたが、「除染方法や廃棄物処理の在り方が確立していない」として、東電に除去を命じることはできないとしました。さらに、ゴルフ場の地上一メートル地点の放射線量が、文部科学省が子どもの屋外活動を制限するよう通知した毎時三・八ミリシーベルトを下回ることから、「営業に支障はない」と判断し、賠償請求も退けました。

ゴルフ場二社は「事故の後、ゴルフコースからは毎時二～三ミリシーベルトの高い放射線量が検出されるようになり、営業に障害が出ている。責任者の東電が除染をすべきである」と主張しましたが、東電は「原発から飛び散った放射性物質は東電の所有物ではない。したがって、東電は除染に責任をもたない」「もともと無主物であったと考えるのが実態に即している」と答弁しました。

裁判所も、検出された放射性物質は責任者がいない無主物だとする東電の主張を追認したのです。

この裁判のキーワードは、無主物です。『広辞苑』によれば、無主物とは、「[法]　何人の所有にも属さないもの」。子どもたち、未来世代のいのちを何より大切なものと考える私たちは、この裁判で無主物とされた人工放射性物質をどのように位置づければ良いのでしょうか。

「廃棄物の処理及び清掃に関する法律」は、第一章総則第三条で、「事業者は、その事業活動に伴って廃棄物を自らの責任において適正に処理しなければならない」と定め、第三条産業廃棄物第一節産業廃棄物の処置第一条は、さらに簡潔に、「事業者は、その廃棄物を自ら処理しなければならない」としています。

この法律の定める「産業廃棄物」に放射性廃棄物は含まれていませんが、「放射性廃棄物あるいは核廃棄物の排出を抑制し、適正に分別、保管、収集、運搬、再生、処分などの処理をし、生活環境を清潔にすることにより、生活環境の保全および公衆衛生の向上を図ることを目的とする」法律が存在しない現在、一九七〇年に制定されて以来改訂を重ねてきた「廃棄物の処理及び清掃に関する法律」立法の精神を生かし、原発から排出され自然生活環境を汚染する人工放射性物質の適正処理に関する法律を、できるだけ速やかに制定すべきです。原発から排出された人工放射性物質を無主物だなどとする無法状態を、これ以上継続させるべきではないと考えるからです。

人類がかつて経験したことのない、地球規模で拡がりかつ世紀を超えて影響が続くであろうと予想される核大惨事に直面した私たちは、卯辰昇のつぎの言葉に耳を傾けるべきではないでしょうか。

「核廃棄物処分問題は、大量生産、大量消費の二〇世紀型社会が将来世代に残す負の遺産の処理という構造を有し、環境公正の観点からも現世代の中で解決することが望ましい。したがって、核廃棄物処分問題は、他の有害廃棄物処分の問題と同一の構造を有するべきというべきである(17)」

通常運転原発周辺の健康および自然環境影響

ＫｉＫＫ研究は、症例対照研究、ＫｉＫＫはKinderkrebs in der Umgebung von Kernkraftwerken（原発周辺の小児がん）の略です。西ドイツの通常運転原発（一六基）周辺の四一行政区を対象地域とし、そこに住んでいる五歳以下の子どもを対象に調査は行われました。一九八〇年から二〇〇三年の間にがんと診断されドイツ小児がん登録に届けられた症例を対象としました。白血病五九三人を含む悪性腫瘍一五九二人の子どもたちです。二つの原発リンゲンとエムスランドは同じサイトに時を違えて建設されたので、一六原発を有する一五地域からなります（図表2–25）。

全ての対象症例に対して、年齢・性をマッチさせた対照（全部で四七三五人、白血病例には一七六六人）が、診断がなされた時期の同じ地域から無作為に選ばれました。

図表2–26（Table 1）は、五キロ圏内群、と一〇キロ圏内群の、全白血病オッズ比（ＯＲ）

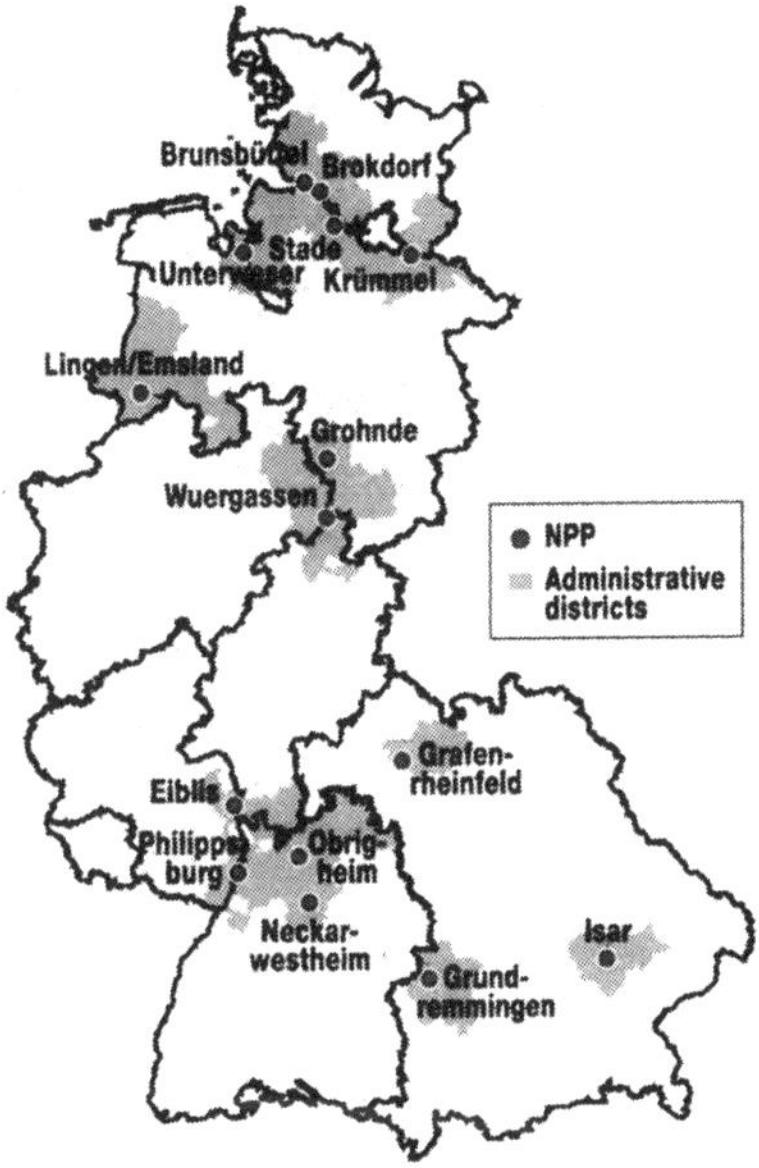

図表 2-25

を示しています。五キロ圏内の白血病リスクは、全ての対象地域で二倍（OP＝二・一九）でした。

　KiKK研究は、一九八〇―二〇〇三年の間の三つの時期からなっています。一九八〇―一九九〇年、一九九一―一九九五年、そして一九九六―二〇〇三年です。

　図表2-27（Table 3）は、各期のオッズ比（OR）を次のように示しています。

　一九八〇―一九九〇年OR＝三・〇〇、一九九一―一九九五年OR＝二・一〇、［この両者は統計的に有意］、そして一九九六―二〇〇三年OR＝一・七八。

図表2-26

Table 1

Estimated odds ratios (OR) with lower limit of one-sided 95% confidence interval (CI) for two distance classes: all leukemias and diagnostic subgroups[*1]

	Odds ratio	Lower limit of 95% CI	Cases in 5-km zone(n)
All leukemias			
≤ 5 km vs > 5-km zone	2.19[*2]	1.51	37
≤ 10 km vs > 10-km zone	1.33[*2]	1.06	95
Acute lymphoblastic leukemia			
≤ 5 km vs > 5-km zone	1.98[*2]	1.33	30
≤ 10 km vs > 10-km zone	1.34[*2]	1.05	84
Acute myeloid leukemia			
≤ 5 km vs > 5-km zone	3.88[*2]	1.47	7
≤ 10 km vs > 10-km zone	1.30	0.66	10

[*1] Age under 5 years, according to (8)

[*2] Significant at 5% one-sided

図表2-28（Table 5）は、一番近い原発からコミュニティーの中心まで距離による標準化発症リスク（SIR）を示しています。五キロ圏内のSIR値は、一・四一でした。著者たちは、九五％信頼限界が一の間だったので、このSIRは統計学的に有意な増加を示していない、と述べています。

次の図表2-29（Tabelle 2）は、原発近隣の白血病の相対リスク（RR）を見たものです。二〇一二年フランスから発表された疫学調査（Geocap 研究）は、原発から五キロ圏内と二〇キロ圏外に住むそれぞれ一五歳未満の子どもを対象に、五歳未満、五歳〜九歳など年齢階層別、性別、距離別、期間別の白血病リスクの増加を調べたものです。その研究によれば、五キロ圏内に住む低年齢の子どもでは、二〇キロ圏外の子どもに比べ、四八％白血病リスクの上昇が示されています(18)。また、ドイツ、イギリス、スイスとフランス、

図表 2-27

Table 3

Odds ratios (OR) with lower limit of one-sided 95% confidence interval (CI) for leukemias and assignment to the category of "Krümmel cases," by period*1

			< 5 years		< 15 years
Period*1	OR*3	OR*3 without the 30 cases from the Krümmel area	KiKK study patients from the whole Krümmel area*4	KiKK study patients from the Krümmel 5-km zone*5	Cases forming the known "Krümmel cluster"*5
1980 –1990	3.00*2 (1.54)	2.78*2 (1.42)	9	1	4
1991 –1995	2.10*2 (1.04)	1.79 (0.76)	9	4	5
1996 –2003	1.78 (0.99)	1.52 (0.81)	12	3	5
1980 –2003	2.19*2 (1.51)	1.96*2 (1.31)	30	8	14

*1 Analogous to the study periods of the three NPP studies carried out with data from the German Childhood Cancer Registry

*2 Significant at 5% level, one-sided

*3 Residential address within 5 km or over 5 km (in parentheses, lower limit of CI)

*4 "Kruemmel cases" from the "KiKK administrative districts" (Duchy of Lauenburg, Harburg, and Lueneburg)

*5 From the communities of Geesthacht and Elbmarsch

図表 2-28

Table 5

Observed and expected numbers of cases of leukemia and standardized incidence ratios (SIR) with 95% confidence intervals (CI)—by distance to nuclear power plant*1

Zone	Observed*2	Expected*2, 3	SIR	Lower limit of 95% CI	Upper limit of 95% CI
< 5 km	34	24.09	1.41	0.98	1.97
5 to < 10 km	61	62.89	0.97	0.74	1.25
10 to < 30 km	356	364.20	0.98	0.88	1.08
30 to < 50 km	140	140.39	1.00	0.84	1.18
50 to < 70 km	23	27.08	0.85	0.54	1.27
≥ 70 km	5	5.02	1.00	0.32	2.32

*1 By distance of central point of each community in the study region to nearest NPP (95% CI corresponds to two-sided test at 5% level)

*2 Leukemias in children under 5 years

*3 Expected incidence based on known incidence for whole of Germany

四ヶ国の五キロ圏内に住む低年齢の子どもでは、SIR=1.37、RR;=1.44; p>0.001でした[19]。

これら四ヶ国に共通の回帰分析結果は、二〇キロ圏外の子どもに比べ、五キロ圏内に住む低年齢の子どもでは四四％と、高度に有意なリスク上昇が示されました（図表2－29、30）。

KiKK研究をトップランナーに、続いて、ヨーロッパ四ヶ国において積み重ねられた結果、これら疫学研究の対象である母集団が格段に増加したことが、統計学的に有意な解析結果を生んだと、私は評価しています。

また、スイスの昆虫学者ヘッセ・ホネガーは、通常運転中のスイスとドイツの原発、およびフランスのラ・アーグ再処理工場周辺で、二〇年にわたって採取した一万六〇〇〇匹以上の昆虫を調べたところ、全先天異常が三〇％、形態異常を示したものが二二％に観察されたと述べています。この数値は汚染されていないビオトープで見られる一～三％よりはるかに多かったのです。このデータは、原発や再処理工場からコンスタントに排出されているトリチウム（3H）、炭素14（14C）またはヨウ素131（131I）が直接影響したもの。さらにチェルノブイリや核実験の降下物のセシウム137（137Cs）など長半減期人工核種が食物連鎖に入り込んだ影響と考えられると書いています。今回の研究は、低線量放射線とくに空気とともに運ばれ拡がったα線およびβ線微粒子が昆虫に大きな負荷を与えているものだと、述べています[20]。

図表 2-29

Tabelle 2: Relatives Leukämierisiko (RR) im Nahbereich von Kernkraftwerken

Deutschland (D)	O	E	SIR	95% CI	p value*	RR	p value**
0-5 km	34	24,1	1,41	(0,98-1,97)	0,0656	1,45	0,0578
5-30 km	417	427,1	0,98				
Großbritannien (GB)							
0-5 km	20	15,4	1,30	(0,79-2,01)	0,2928	1,39	0,1965
5-25 km	394	421,4	0,94				
Schweiz (CH)							
0-5 km	11	7,9	1,40	(0,70-2,50)	0,3423	1,46	0,3335
5-15 km	54	56,4	0,96				
Frankreich (F)							
0-5 km	14	10,2	1,37	(0,75-2,30)	0,3011	1,48	0,2251
5-20 km	117	126,2	0,93				
D+GB+CH+F							
0-5 km	79	57,5	1,37	(1,09-1,71)	0,0083	1,44	0,0034
> 5 km	982	1031,0	0,95				

* p-Wert, berechnet mit der Poissonverteilung   ** p-Wert, berechnet mit der Binomialverteilung

Tabelle 2（Koerblein A: Kinderleukaemie um Kernkraftwerke: Neue epidemiologische Studie aus frankreich, Strahlentelex Nr. 602-603/26. Jahrgang, 2. Februar 2012

図表 2-30

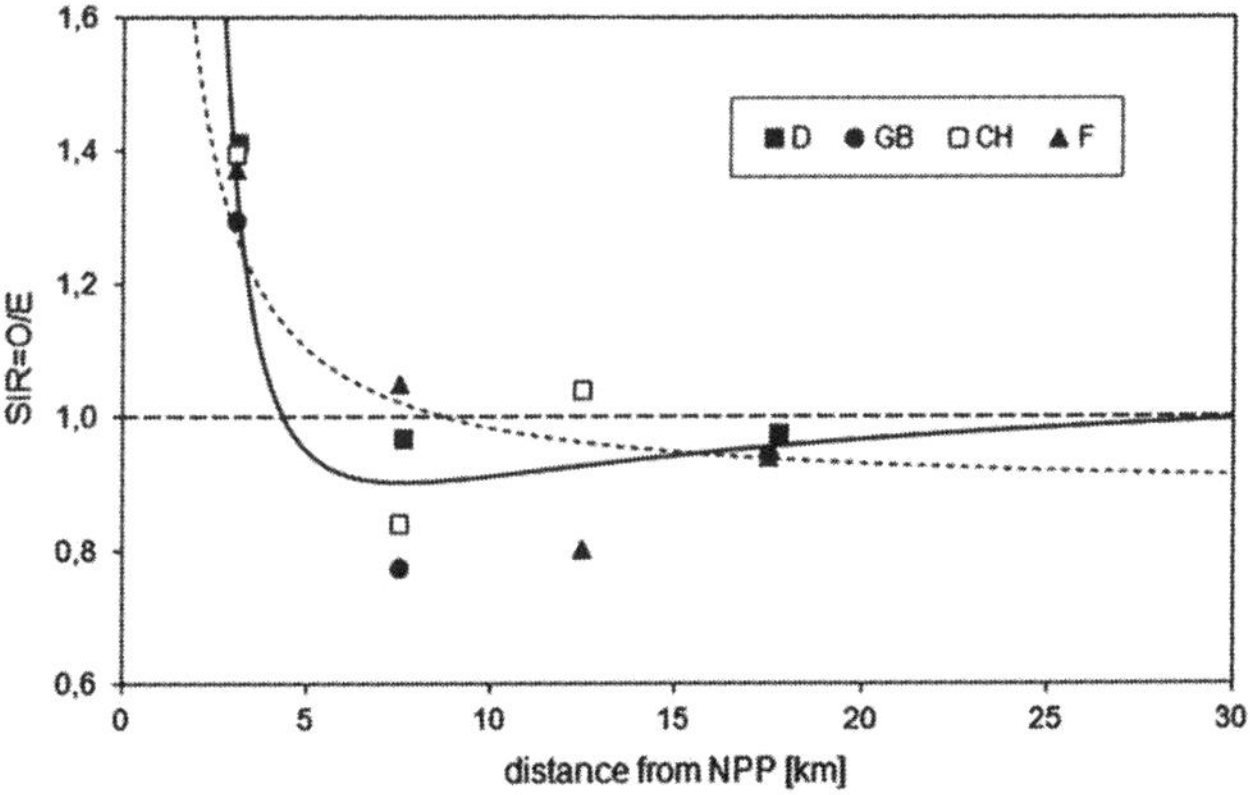

Figure 1. Leukemia incidence near nuclear plants in Germany (D), Great Britain (GB), Switzerland (CH) and France (F), and results of joint Poisson regressions with a linear (dotted line) and a linear-quadratic (solid line) dependency on reciprocal distance.
Koerblein A and Fairlie I: French geocap study confirms increased leukemia risks in
young children near nuclear power plants(Letter to the editor), Int. J. Cancer: 131, 2970-1, 2012

図表2−31（Fig.16）は、二六〇〇匹の半翅目昆虫のからだ各部位別の先天異常数を見たものです。左側のTotal disturbancesが各部位の全異常数、右側のMorphological disturbancesが形態異常の数です。後者では、触覚の異常が最も高頻度でした。

図表2−32（Fig.11）は、右触覚の第四節が侵されており、小さく、色が明るく、多分柔らかすぎ。

図表2−33（a）は、左複眼を構成する個眼が不規則で、大きなコブが飛び出している。

図表2−34（b）は、左右の羽の大きさと形の均整が整っていない（左触覚の欠損はたぶん人工的）。

図表2−37（Fig.8）は、スイス中部の山岳地帯にあるエントレブーフ（Entlebuch）の写真です。二〇〇一年にUNESCOはこの地をスイス初の生物圏保護区に指定しました。そのため、それ以来この地は、昆虫の良好な標準生物圏として期待されています。この地では、農業も最高の生態系基準で行われており、汚染源がないからです。

図表2−38（Table 4.）は、エントレブーフ（Entlebuch）で採取された昆虫の先天障害の局所地理的な違いを示しています。

1から6までは風にさらされる場所であるの対して、7から14は風の影響の少ない場所です。

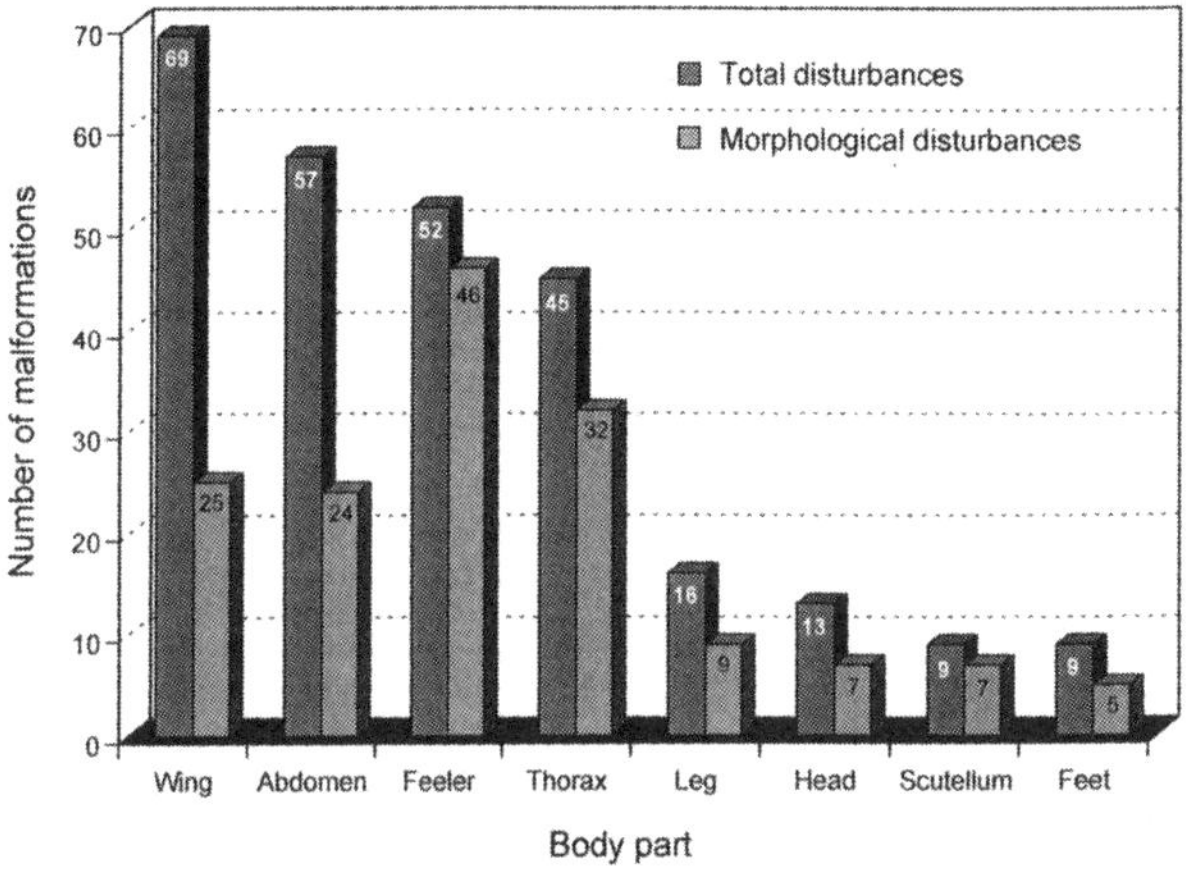

Fig. 16. *Body-part-specific malformation in 2,600 true bugs from Canton Aargau* (1996–1999)

図表2–31

1から6の地域で、昆虫の全先天障害の比率が高く、8以降で低いことが示されています。

図表2－39（Fig.9）は、エントレブーフ（Entlebuch）の主要な渓谷の地図です。北風はおもにこの渓谷に沿って吹き、図表2－38（Table 4.）で、太字で書かれた1、3と5がこの地にあることがわかります。それに対して、10と12は北風から守られているのです。

著者は次のように記述しています。

「風にさらされるエントレブーフ（Entlebuch）の昆虫の障害は、この谷から約五〇キロと八〇キロに位置するスイスのゲスゲン（Goesgen）とライプシュタット（Leibstadt）原発から放出される放射性核種と関係があるであろう。すなわち、

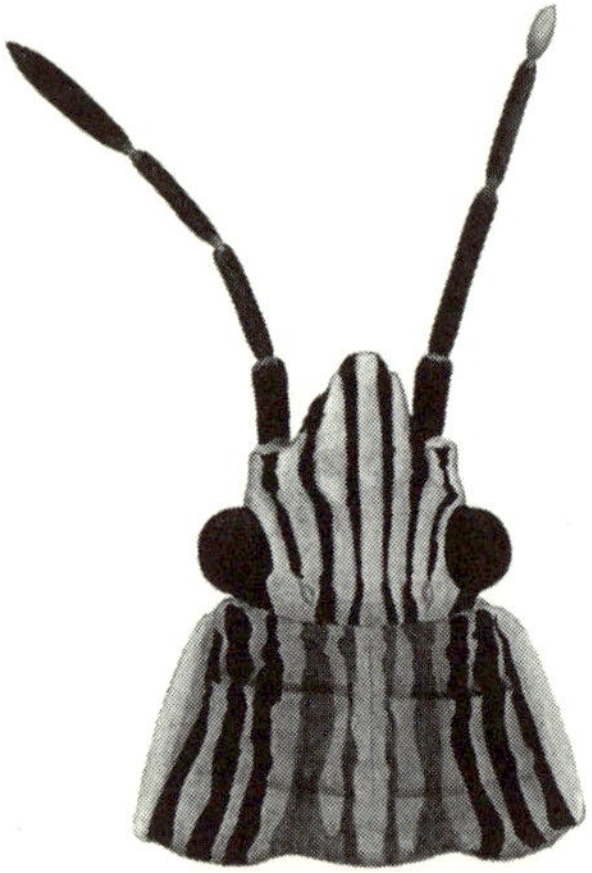

Fig. 11. *True-bug larva from Melano, Ticino* (1987). The right feeler is affected, the fourth segment (tip) being too small, too light, and presumably too soft.

図表 2-32　右触覚の第四節が侵されており、小さく、色が明るく、多分柔らかすぎ。

a)

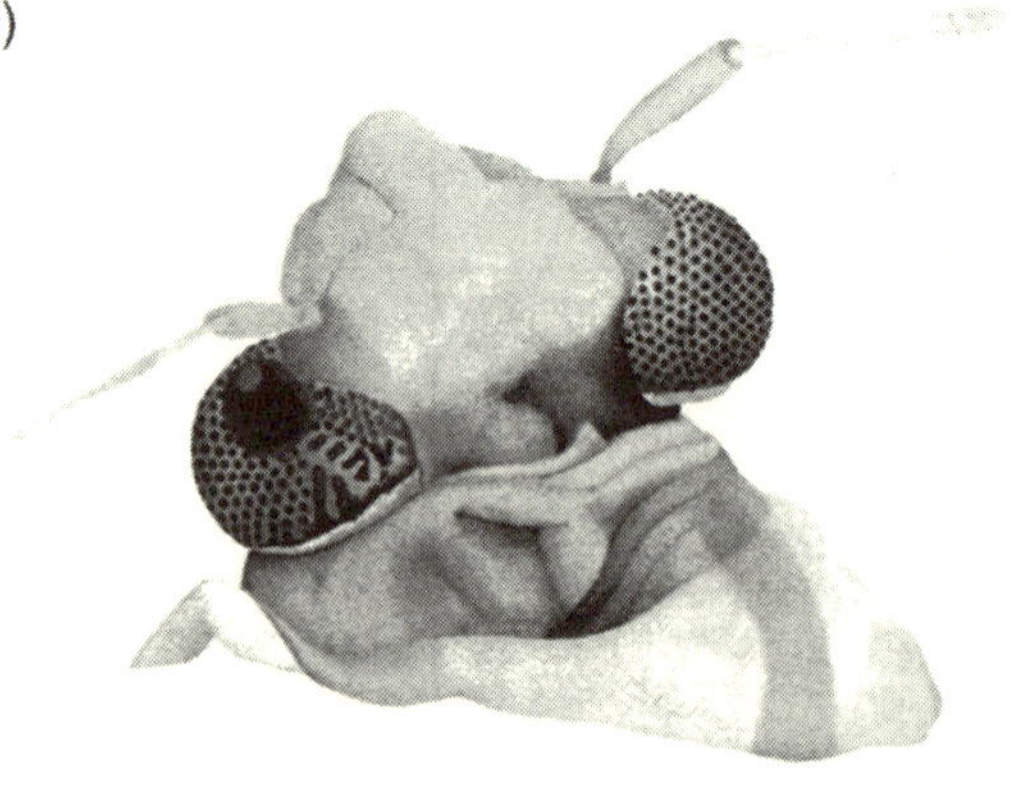

図表 2-33　左複眼を構成する個眼が不規則で、大きなコブが飛び出している。

b)

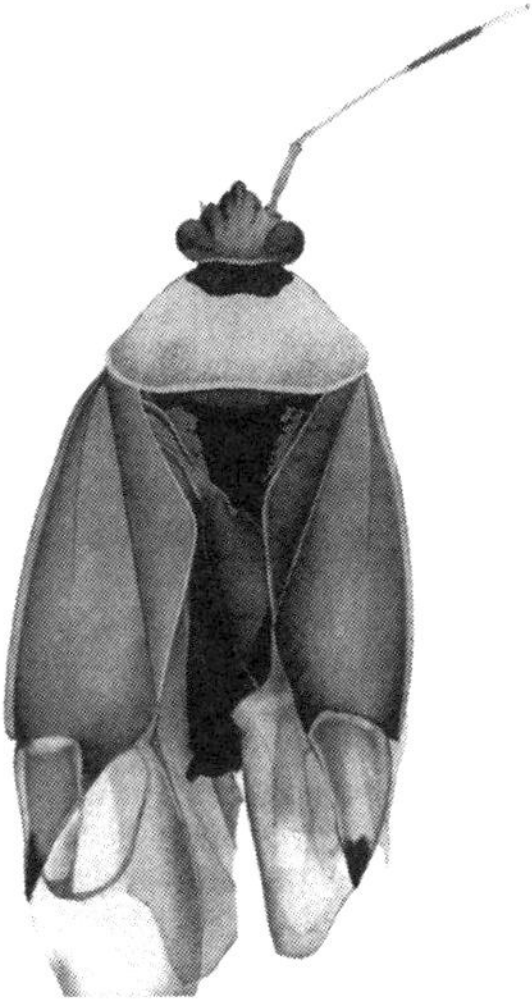

図表 2-34　左右の羽の大きさと形の均整が整っていない（左触覚の欠損はたぶん人工的）。

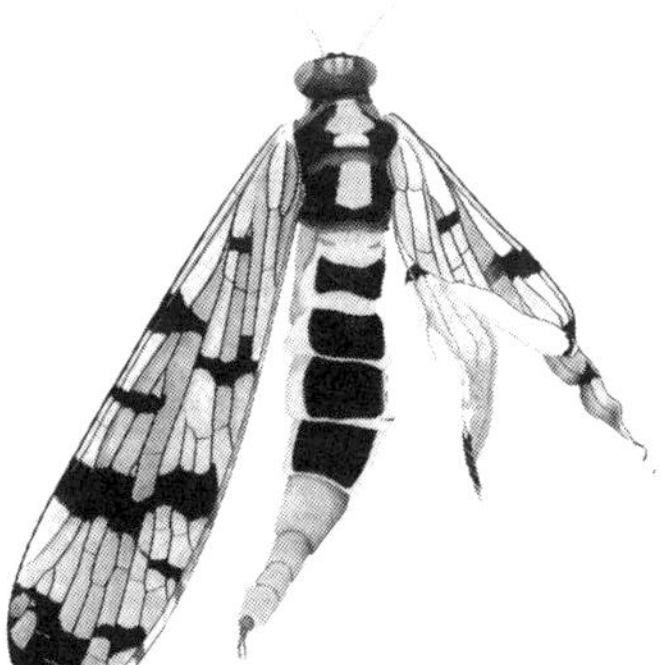

Fig. 5. *Heavily deformed scorpion fly* (*Panorpa communis*) *from Reuenthal, Switzerland, near the nuclear-power plant Leibstadt* (1988). This watercolor was reproduced on the front cover of the Swiss magazine *Das Magazin* [24]. © *Cornelia Hesse-Honegger*, Zurich.

図表 2-35　重篤な変形

Table 3. *Selected Studies on Potential Reference Biotopes*

Entry	Location	Country	Year	Bugs collected	Disturbance [%][a])	
					TD	MD
1	Tema	Ghana	1971	50	8.0	0
2	Isérables	Switzerland	1992	265	3.4	1.9
3	Weggis	Switzerland	1997	68	1.5	1.5
4	Golfo dulce	Costa Rica	2005	63	1.6	0
5	Carlow	Ireland	2005	50	4.0	2.0
6	Entlebuch	Switzerland	2007	910	12.7	6.9

[a]) The terms TD and MD refer to total disturbance and morphological disturbance, respectively (see *Experimental*).

図表 2-36　1から5の地域に比べて、6のEntlebuchで採取された昆虫の形態異常が6.9と高率に観察された。

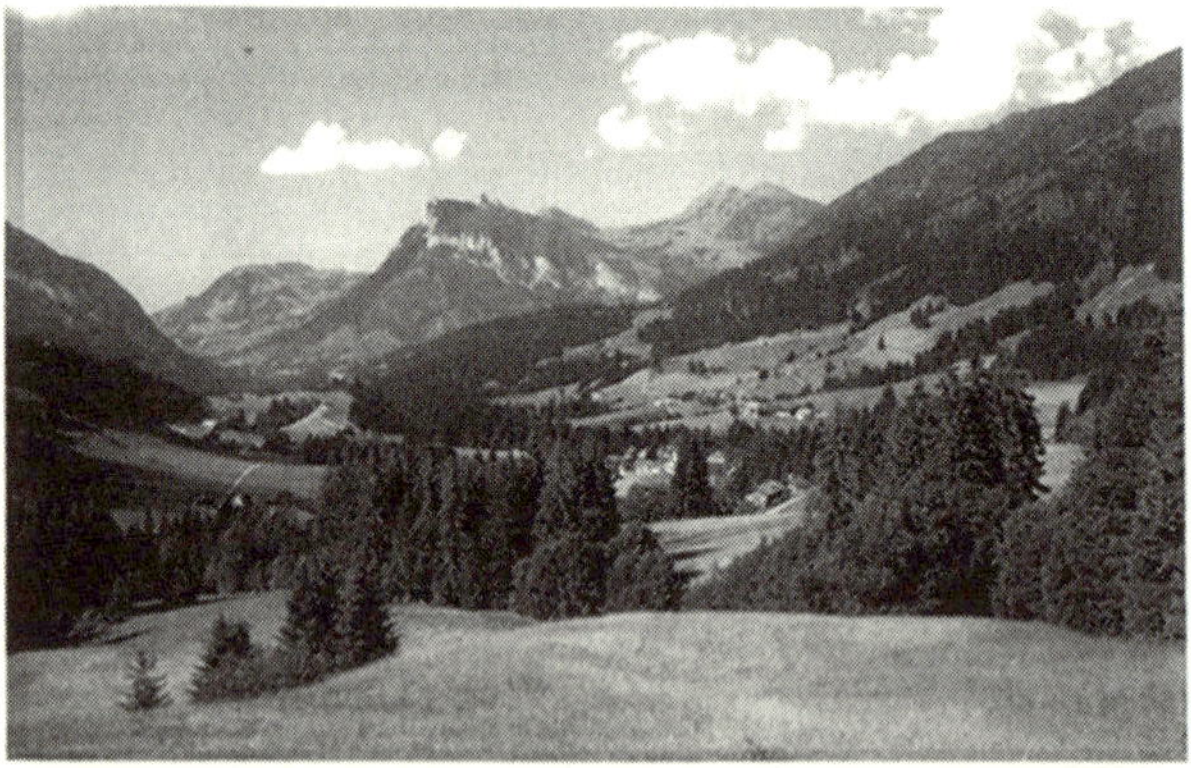

Fig. 8. ***A rural valley in Entlebuch, Switzerland.*** **The photo was taken close to the village Sörenberg (46° 49′ N, 8° 2′ E). This beautiful region was selected in 2001 by the *UNESCO* as the first *Swiss Biosphere Reserve* and was, thus, expected to be a good '*reference biotope*' for true bugs, since there are no (evident) sources of pollution, and because agriculture is performed according to highest ecological standards. Photo by *C. H.-H.* (2007).**

図表 2-37　スイス中部の山岳地帯にあるエントレブーフ（Entlebuch）

Table 4. *Local Geographical Differences in True-Bbug Malformation in the Entlebuch, Switzerland, in Summer 2007.* A total of 14 different sites were investigated, collecting 65 bugs per site, *i.e.*, 910 individuals in total. Collection sites marked bold are located in *Fig. 9*. For a discussion, see text.

Entry	Collection site	Altitude [m]	Wind exposure	TD [%][a])
1	**Südelgraben**	1423	+	23.0
2	Salviden	1375	+	23.0
3	**Hüttlenen**	925	+	21.5
4	Kemmeriboden	1400	+	20.0
5	**Flühli**	890	+	13.8
6	Marbacheregg	890	+	12.3
7	Planalp	1340	−	10.7
8	Husegg	1335	±	7.6
9	Rossweid	1440	±	7.6
10	**Chragen**	1040	−	6.1
11	Salvideli	1250	−	4.6
12	**Vorderer Hübeli**	1315	−	4.6
13	Mörlialp	1460	−	4.6
14	Rothorn station[b])	1235	±	3.0

[a]) Total disturbance. [b]) Studied in late summer 2007.

図表 2-38　エントレブーフで採取された昆虫の先天障害の局所地理的な違い

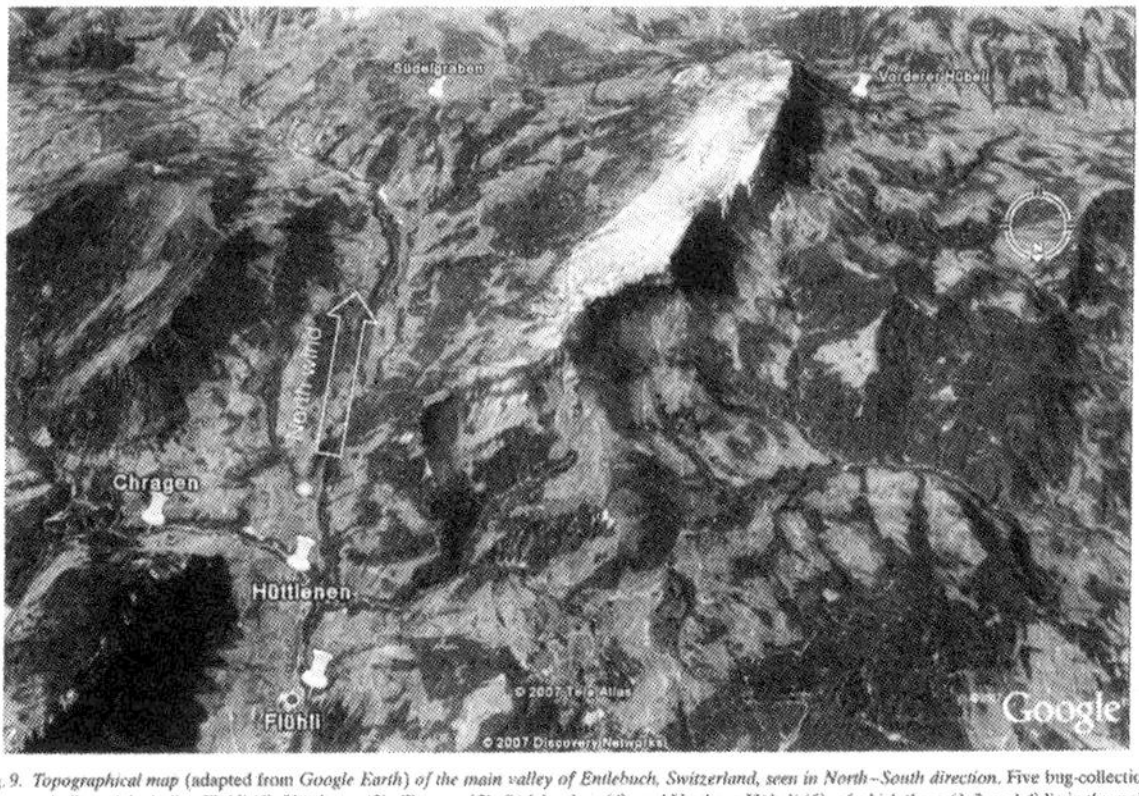

Fig. 9. *Topographical map* (adapted from *Google Earth*) *of the main valley of Entlebuch, Switzerland, seen in North–South direction.* Five bug-collection areas are indicated, including Flühli (*1*), Hüttlenen (*2*), Chragen (*3*), Südelgraben (*4*), and Vorderer Hübeli (*5*), of which three (*1*, *2*, and *4*) lie in the main north-wind direction. In contrast, locations *3* (Chragen) and *5* (Vorderer Hübeli) are wind-protected, lying in a side valley and behind a mountain (Schrattenfluh), respectively.

図表 2-39

放射性物質は〝Bise〟と呼ばれるスイスの北風に乗って、エアロゾルの形でこの谷に吹き込み、雨や霧とともに沈着するであろう。仮により風にさらされる場所の放射能レベルが、風から守られている場所よりほんのわずか高いだけでも、トリチウム（3H）とその他の放射性核種は昆虫の餌となる植物を長期にわたって汚染し、上記の結果をもたらすであろう。従って、人工的な低線量放射線は、必ずしも遺伝子変異を誘発しなくても、おそらく昆虫の形態形成に影響するであろう。今のところ、私は、この予期しない現象に対する、これ以外の説明を持ち合わせていない」

日本では、市川定夫が「ムラサキツユクサによる微量放射線の検出」と題し一九七四年『科学』一月号に発表した論文が有名です。市川は、ムラサキツユクサの雄しべ毛に着目して積算線量と突然変異率について調べました。積算線量が一四・九ミリレントゲン（14.9mR）（≒〇・一四九ミリシーベルト、引用者付記）から七一・〇ミリレントゲン（71.0mR）（≒〇・七一〇ミリシーベルト）に増加すると、突然変異件数／雄しべ毛は 4.94 × 10-3 から 6.87 × 10-3 に増加したと記述しています。(21) この研究は、各地の原発周辺でのムラサキツユクサを用いた実験のきっかけとなりました。

市川定夫は一九六五年アメリカ・ニューヨーク州ブルックヘブン研究所（BNL）H・スパ

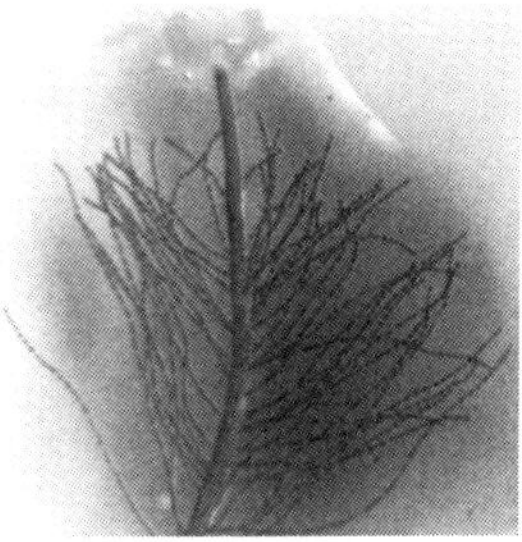

ムラサキツユクサの雄しべの毛

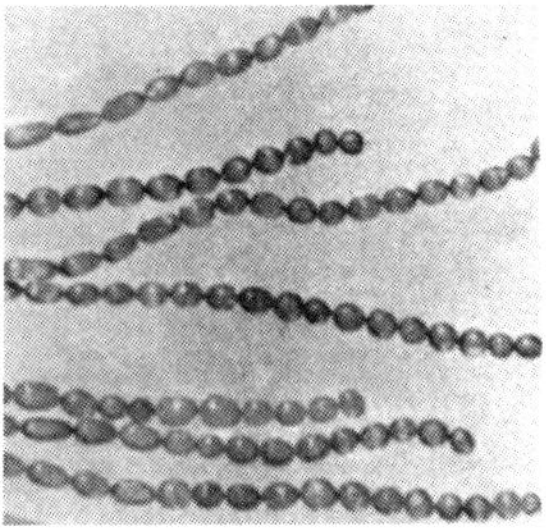

雄しべの毛に現れたピンク色突然変異細胞

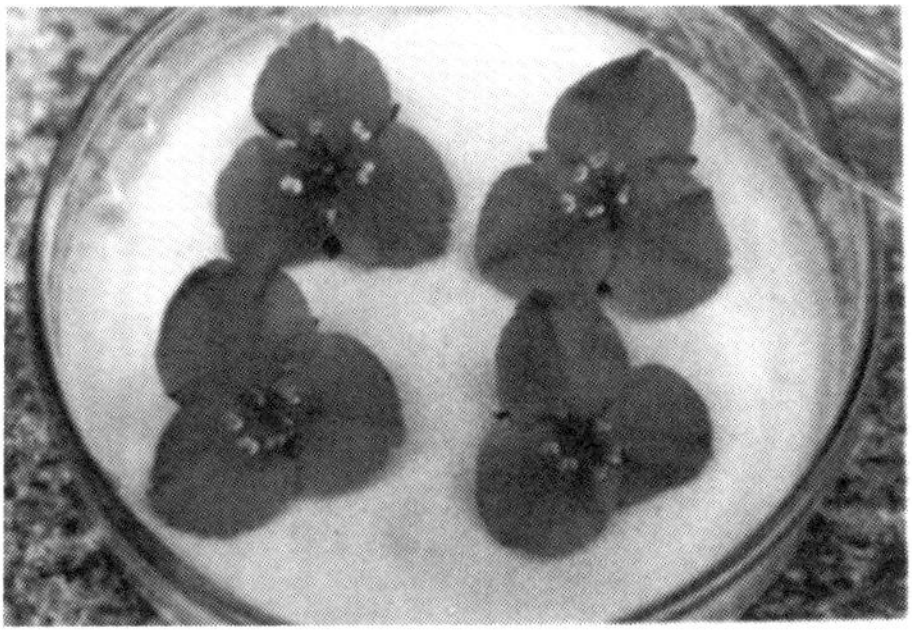

ムラサキツユクサの花弁に現れたピンク色突然変異セクター

図表 2-40

ロー博士のもとで研究を始めました。当時、ムラサキツユクサの雄しべは、放射線生物学的研究に適した材料として、多くの研究者が実験材料としていました。彼も、雄しべの毛の特徴、細胞増殖をもたらす細胞分裂の調査を主眼として研究を進めました。そして彼は、花色の遺伝子型がヘテロ、青色にする優性遺伝子とピンクにする劣性遺伝子を持つものを発見しました（図表2-40）。

　市川定夫著『遺伝学と核時代　ムラサキツユクサの警

告』（一九八四年　社会思想社）から、市川の先見性を示すと考えられる、いくつかの印象的な記述を、以下に引用します。

「京大の私の研究室を訪ねてきた静岡県立相良高校の生物の教諭永田素之氏は、一九七四年、同県浜岡町の中部電力原発の周辺にムラサキツユクサKU七株を植え、同原発の試運転前後に雄しべの毛のピンク色突然変異の発生率を調査する実験を行った。……計六四万本の雄しべの観察によって、同原発の運転開始と強い関連を示す突然変異率の上昇を検出、大きな注目を集めるに至った。参議院の委員会でも、参考人として、この実験結果について意見陳述し、質疑に対し答弁を行った。……浜岡での実験の成功は、他の原発周辺にもこの実験を広めることになった」（九五頁）

「こうした放射線による障害は、放射線被曝後すぐに現れるもの（急性障害）のほか、長年月を経てから現れるもの（晩発性障害）や、子孫に伝えられて初めて現れるもの（遺伝子障害）があるが、これら多様な障害の存在こそが、生物体ゆえの特徴にほかならないのである。ところで、『古くからよく知られていた』のは、このうちの急性障害についてだけであった。しかも、高線量の放射線被害の場合についてのみであった。……『微量なら安全である』とかつて思われたのも、高線量による急性障害しか知られていなかったからであり、遺伝子障害や晩発性障害の発生が線量に比例することが判明したのちには、『微量なら安全』という考え方は、もう完全に崩れ去ってしまったのである。すなわち、放射能の影響が『古くからよく知られている』とか『微量なら安全である』などとしてきた原子力開発は、文字どおり、不明を〝安全〟とすり替えてなされてきたものなのである」（一二六頁）

「ムラサキツユクサの雄しべの毛では、放射線による影響を個々の細胞について調べることが出来、障害の発生率を極めて高い精度で知ることが出来た。それは、低線量あるいは微量線量の放射線の影響が調査可能であることを示唆していた」（四八頁）

「ムラサキツユクサの雄しべの毛が、放射線生物学あるいは放射線遺伝学の格好の実験材料であり、これにより得られる知見が、他の生物から得られる知見に比べて、一段と詳細かつ正確なものであることが、着実に証明されていった。またムラサキツユクサの雄しべの毛から得られるデータの精度が高いことは、低線量あるいは微量線量の放射線の影響すら調査可能であることを示唆していて、……こうした実験によって、当時すでに予測できるまでになっていたのである」（五〇頁）

一九六六年アメリカ航空宇宙局（ＮＡＳＡ）は、生物衛星実験を行いました。大腸菌、イースト、ショウジョウバエ、哺乳動物培養細胞とともに、ムラサキツユクサも「生物衛星」に乗って宇宙に旅立ったのです。

「宇宙旅行から帰ってきたムラサキツユクサは、さまざまな問題点を訴えていた。まず第一に、無重力が細胞分裂の方向性を乱すという事実だった。……打ち上げ時の急加速や、回収時の急減速も無害ではなかった。染色体の異常分配が認められたのである。とくに放射線被曝を伴う場合は、相乗効果が見られ、小核（細胞核の断片）の形成が高率で起こっていた」（五二頁）

ムラサキツユクサと一緒に打ち上げられた他の生物は検知しなかったが、ムラサキツユクサは検知可能な性質を持っていたという。

「この実験結果は、公表を抑えられ、アポロ計画は遂行されたのである。実験結果の公表を〝抑えた〟のは、NASAであった」（五二頁）

「ビキニ環礁における事態の推移も、放射能汚染の長期的影響の深刻さを如実に示している。一九五四年の水爆実験によって、ビキニ環礁は放射能汚染され、死の島と化した。

しかし、一四年後の八六年、ＡＥＣは、どう環礁の〝安全宣言〟を出し、島民を帰島させたのであった。ところが、この〝安全宣言〟は、明らかに誤りであった。すなわち、その一〇年後の七六年八月三一日、アメリカ政府は、島民たちを再び離島させ、キリ島へ疎開させたのである。……原子力規制委（ＮＲＣ）の専門家は、『三〇年ないし一〇〇年間は、ビキニ島に人は住めないであろう』と述べている。……なぜこのような誤りが起こったのか。一九六八年当時、ＡＥＣは、空間ガンマー線量のみを重視し、表土を入れ替えれば、線量も減るものとして、〝安全宣言〟を出したのである。ところが、〝安全宣言〟によって帰島した島民たちの胎内には、残留していた長寿命の放射線核種が入り込み蓄積し、人体の放射能汚染が現実に起こったのである。つまり土中や海水中の死の灰が、やがて植物や魚介類に蓄積し、これを摂取した人体にも蓄積したのである。これら人工放射性核種は、体内被曝を与え、さまざまな放射線障害を生ぜしめたのである」（一九二頁）

「原発内で働く労働者が着用するフイルムバッジやポケット線量計による測定値は、着用する位置（ふつう胸部）における体外からの被ばく線量しか意味しない。つまり、特定の位置の体外被曝のみが監視されているにすぎないのである。汚染された現場での作業の場合、手足の被ばく線量はずっと大きいし、胎内に入った放射線核種による体内被曝は、体内部位によって、体外被曝よりはるかに大きいものとなる。……原子炉内で産み出される人工の放射性核種の中には、生体内、人体内に取り込まれやすく、かつ著しい濃縮を示すものが多い。ムラサキツユクサの実験結果に関連して述べたヨウ素131（空気中から植物胎内に数百万倍にも濃縮され、人体では甲状腺や母親の入選に選択的に濃縮される）やストロンチウム90（骨組織に選択的に取り込まれ、ほぼ永久的に沈着するうえ、半減期も二八年と長い）などがその好例である。こうした核種の場合、胎内被曝がとくに深刻となる。このような生体内への著しい沈着・濃縮は、人工放射性核種特有の現象である。太古から地球上に存在する自然放射性核種（カリウム40など）には、このような現象は見られない。……長い進化の過程を経てきた生物が、貴重な犠牲を払いつつ、長大な時間を費やして確立してきた一種の適応なのである。……自然放射性核種を濃縮することのない生物のみが繁栄することができ、その結果として現存しているのである」（一九九一―二〇〇頁）

「一九七五年三月二八日アメリカのペンシルバニア州都ハリスパークからわずか一六キロしか離れていないスリーマイル島（TMI）原発の二号炉（九〇万キロワット（kw）級加圧水型）で発生した事故は、原発史上最悪のもので、原発の恐ろしさを世界中に知らしめたのであった。……三月三〇日午前九時、ペンシルバニア州知事は、ようやくTMIから半径八キロ以内の妊婦、乳幼児とその母親の退避と一般人の外出禁止を求める緊急措置をとった。事故による全放出放射能の大半がすでに放出されたあとであった。この措置は明らかに遅すぎたのである。……州知事による緊急措置は、周辺地をパニック状態に陥れた。しかし、事態は、それほど深刻だったのである。……集団全体が受けた体外被曝線量については、アメリカ保健教育厚生委員会で、同長官が『周辺八〇キロ以内の二〇〇万人の住民が受けた総被曝線量は、当初の予想を上回り、約三五〇〇人・レムになる』と証言している」(二〇四―二一〇頁)

「私は各地の講演の中で、放射線障害、とりわけ遺伝的障害について語り、それがどんな微量な線量によっても生じることや、放射線によって誘発される突然変異のほとんどすべてが有害なものであることを説明したとき、いくたびも、被爆者や被曝二世たちの悲痛な声を聞いた。『それは、科学的現実かもしれないが、こうした知識が普及すればするほど、詳しく説明されればされるほど、私たちに対する差別を拡大させるのだから、とくに遺伝的障害の話はやめてほしい!』――会場のフロアからの涙の訴えとして、あるいは抗議として、こうした悲痛な声は私の胸を衝いた。私がそのようなとき、常に答えたように、遺伝的障害や晩発性障害は、確率的に起こる障害であり、その発生率は線量に比例するが、放射線被曝を受けたからといって、必ず起こるものでない。しかし超年月を経てから発生したり、後代で初めて発生がわかるというその特性が、被爆者たちや被曝二世たちを絶えることのない不安に陥れているのである。……放射線障害は、事故などによる障害と根本的に違って、後代までに及ぶ永遠の被害なのである。したがって私は、常に次のように答えた。『私たちは耐え続けねばならない。それは、放射線障害が永遠の障害を含むからであり、にもかかわらず、新たな放射線被曝者が続々と生み出されているからである。私たちは、少なくとも、新たな被曝者をくい止めなければならない』。

放射線被爆者は、異なる形で、つまり原子力利用によって、続々と生み出されている。日常的には、原子力施設で働く無数の労働者と、通常運転時に放出されている人工放射能を緩慢に浴びている周辺住民たちが、そして、TMI事故のような場合には、大量の放射能を浴びせられた多数の人たちが。さらに、原子力は、そのどうにもならない膨大な量の放射性廃棄物を海洋に投棄し、あるいはしようとし、広域放射能汚染とそれによる緩慢な被曝によって、もっと多数の被曝者を生み出そうとしている。

……放射線被曝がもたらす被曝者とその子孫に対する差別は、これまで私たちの社会に存在したあらゆる種類の差別とは異なる、まったく新しい型のものである。こうした新しい型の差別を許さないための必須の第一歩として、私たちは、放射線被曝者の新たな発生の停止を求め続けなければならないのである」(二一二―二一三頁)

これらの事例は、原発通常運転の過程でコンスタントに排出されているいくつかの核種が引き起こしたと考えられる悪性腫瘍や先天障害であり、低線量電離放射線の健康影響を評価する上で、極めて重視しなければならないものです。

2　チェルノブイリ原発事故による健康被害

先天障害の増加

まず、ベラルーシからの先天障害に関するレポートです。図表2－41と（表5.68）図表2－42（表5.69）をみてください。

ベラルーシの高度汚染地域［>5Ci/km²］で生きて産まれた新生児一〇〇〇人の中に、事故の前には四・〇八だった先天障害が事故後の一九八七年から八八年には七・八二と倍近くに増えています。また、低濃度汚染地域［<1Ci/km²］においても、少し遅れて、事故の前には四・三六だったものが一九九〇年から二〇〇四年には八・〇〇に増加しています。ともに統計学的に有意です。

図表2－43は、チェルノブイリ事故に起因すると考えられている、脚や腕や胴体の先天障害を背負った子どもたちです。

図表 2-41

表 5. 69　ベラルーシの重度汚染 17 地区および低汚染 30 地区で公式に登録された先天性奇形の発生率(生産児および死産児 1,000 人あたり)(National Belarussian Report, 2006)。

地　　域	1981～1986	1987～1988	1990～2004
A　重度汚染地区	4.08	7.82**	7.88**
B　低汚染地区	4.36	4.99*	8.00**

*p<0.05, 1981～1986 年との比較。**p<0.01, 1981～1986 年との比較。

図表 2-42

表 5. 68　ベラルーシ各地における大惨事前後の先天性奇形発生率(出産 1,000 例あたり)および出産数の汚染度別一覧(National Belarussian Report, 2006 : Table 4. 6)。

年	重度汚染地域			汚染の低い地域		
	1981～1986	1987～1989	1990～2004	1981～1986	1987～1989	1990～2004
全先天性奇形の発生率	4.08	7.82*	7.88*	4.36	4.99	8.00
無脳症	0.28	0.33	0.75	0.36	0.29	0.71
脊髄髄膜瘤	0.57	0.88	1.15	0.69	0.96	1.41
多指症	0.22	1.25*	1.10	0.32	0.50	0.91
ダウン症候群	0.89	0.59	1.01	0.64	0.88	1.08
先天性多発奇形	1.27	2.97*	2.31	1.35	1.23	2.32
生産児と死産児の合計	5 万 8,128	2 万 3,925	7 万 6,278	9 万 8,522	4 万 7,877	16 万 1,972
先天性奇形をもつ生産児と死産児の合計	237	187	601	430	239	1,295

*p<0.05。

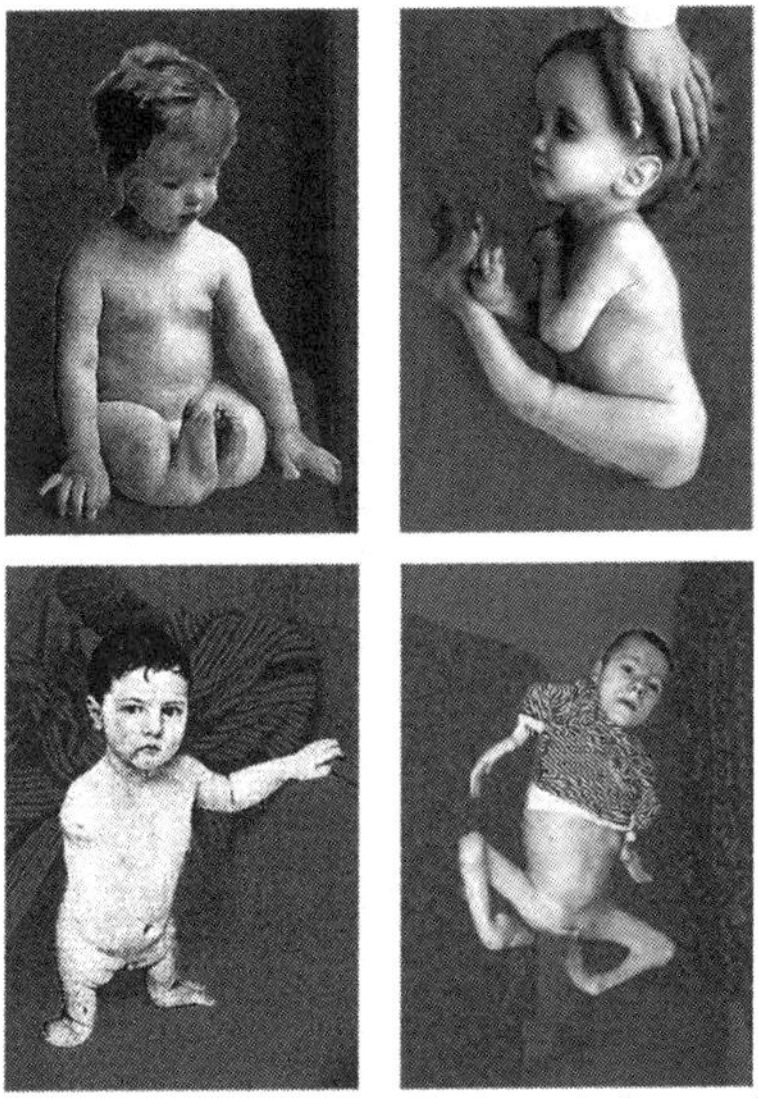

Figure 5.15. Typical examples of Chernobyl-induced congenital malformations with multiple structural deformities of the limbs and body (drawing by D. Tshepotkin from *Moscow Times* (April 26, 1991) and from www.progetto.humus).

図表2-43　体幹と四肢の典型的先天障害　チェルノブイリ事故起因
Annals of the New York Academy of Science Vol.1181, 2009

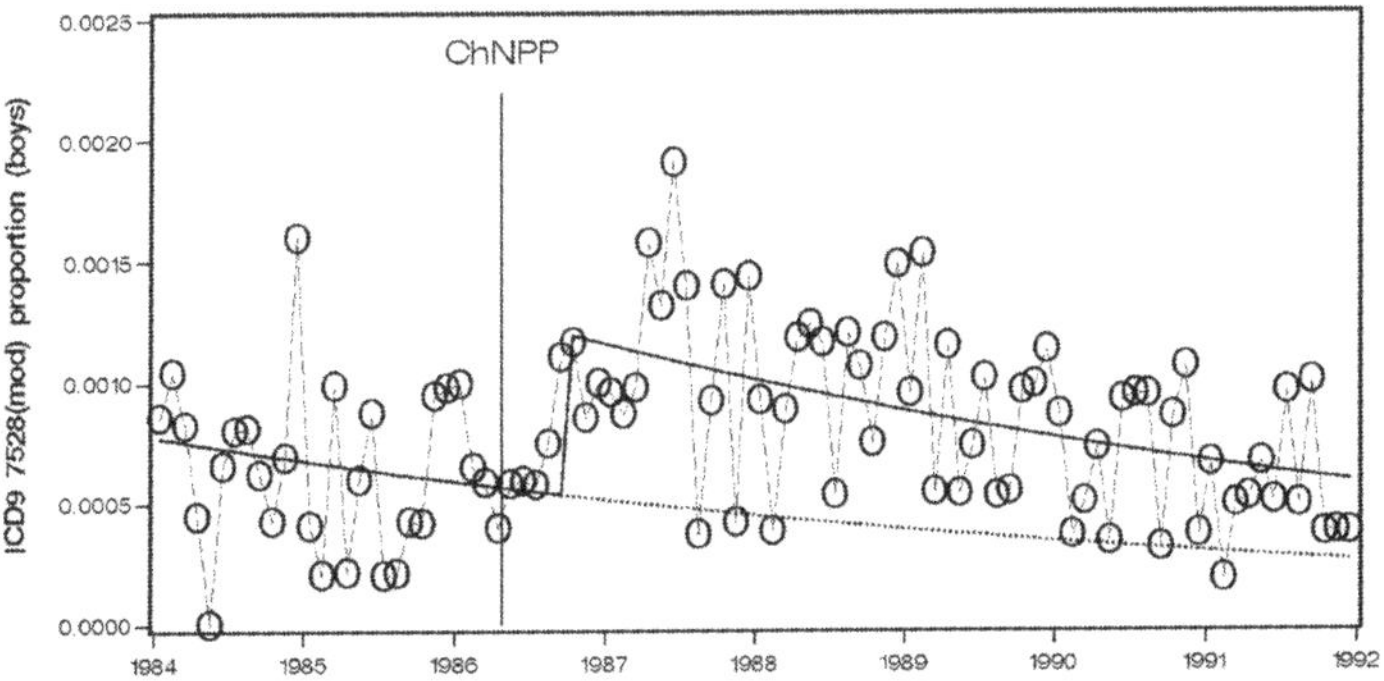

図表2-44　バイエルン州における男性器の先天異常　（Hagen Scerb）
odds ratio (OR)for jump in October 1985: OR=2.26, 95% CL (1.58,3,23), p-value<0.0001

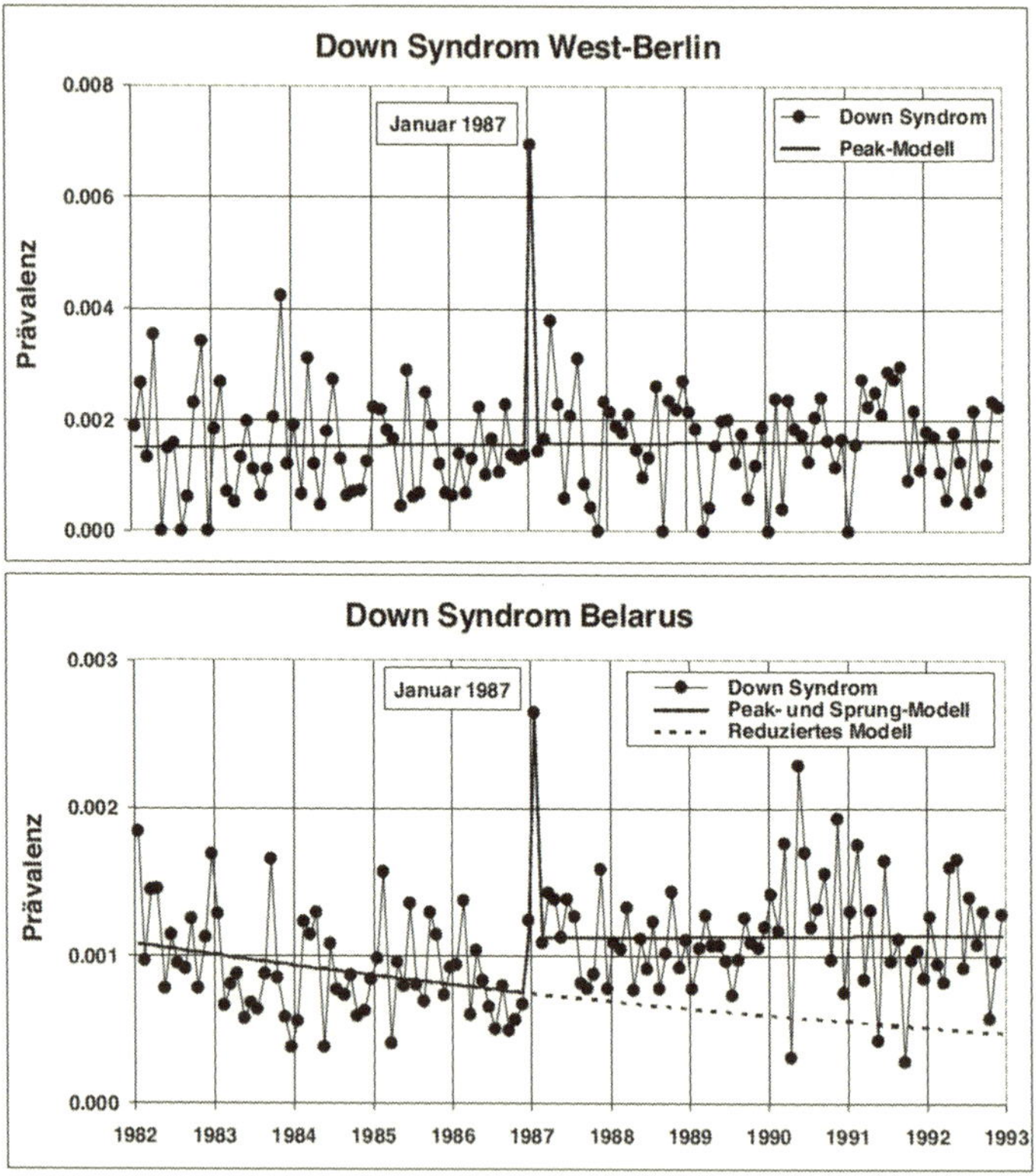

図表 2-45　西ベルリンとベラルーシのトリソミー 21（ダウン症候群）の毎月の流布　1982 年 1 月～ 1992 年 12 月
H.Scherb, K.Sperling. Naturwissenschaftliche Rundschau 64（2011 年　）H.5,229-239 頁

TABLE 5.72. Occurrence of Officially Registered Congenital Malformations (per 1,000 Live Births) and Different Levels of Contamination (Lazjuk *et al.*, 1996a; Matsko, 1999)

Level of contamination	Number of cases	
	1982–1985	1987–1992
<1 Ci/km^2	4.72 (4.17 – 5.62)	5.85 (5.25 – 6.76)
1–5 Ci/km^2	4.61 (3.96 – 5.74)	6.01 (4.62 – 7.98)
>15 Ci/km^2	3.87 (3.06 – 4.76)	7.09 (4.88 – 8.61)

*All differences are significant.

図表 2-46

南ドイツ、バイエルン州では、チェルノブイリ事故の翌年一九八七年に、男性器の先天異常の増加が観察されています（図表2-44）。

西ベルリンとベラルーシでは、チェルノブイリ事故の翌年、ともにダウン症児増加の特徴的なピークが観察されています（図表2-45）。

図表2-46（Table5.72.）は、ベラルーシで公式に登録された出生一〇〇〇人当たりの先天障害児数を、汚染のレベル別・年代別に比較したものです。クリーンとされている一平方キロあたり一キュリー（1Ci/km^2）未満の汚染レベルにおいても、チェルノブイリ原発事故前一九八二〜一九八五年の四・七二に比し、事故後一九八七〜一九九二年では五・八五人と先天障害児数の増加が見られました。

図表2-47

TABLE 6.1. Occurrence of Cancers (per 100,000) in Belarussian Territories Contaminated by Cs-137 before and after the Catastrophe (Konoplya and Rolevich, 1996; Imanaka, 1999)

Contamination, Ci/km^2	Gomel Province		Mogilev Province	
	1977–1985	1986–1994	1977–1985	1986–1994
<5	181.0 ± 6.7	238.0 ± 26.8	248.8 ± 14.5	306.2 ± 18.0*
5–15	176.9 ± 9.0	248.4 ± 12.5*	241.8 ± 15.4	334.6 ± 12.2*
>15	194.6 ± 8.6	304.1 ± 16.5*	221.0 ± 8.6	303.9 ± 5.1*

*$P < 0.05$.

悪性腫瘍の増加

つぎにがんのデータです。

まず図表2-47（Table6.1.）をご覧ください。この表は、チェルノブイリ事故以前と以後の人口一〇万人対がん発症数の推移を、ベラルーシのゴメル州とモギレフ州の、それぞれセシウム137による汚染度合いの異なる三地域別に比較したデータです。それぞれの地域の一平方キロあたり一五キュリー（15Ci/km^2）以上ならびに五～一五キュリー（5～15Ci/km^2）の汚染地域において、一九八六年以降がんの発症が有意に増加していることが、示されています。

さらにモギレフ州においては、五キュリー（5Ci/km^2）以下の地域においても、原発事故後がんの発症数が事故前の二四八・八から三〇六・二へと有意に高くなっていることが示されています。

またベラルーシでは全国的に、甲状腺がんが、子どもおとなともにチェルノブイリ事故三年経過後から、当初の予想をはるかに超えて急増しています（図表2-48）。

冒頭でのべたように、福島県においても、甲状腺がんのアウトブレイク（大発生）が予想され、必要な予防措置、検診システムの見直し、検診精度の向上が、国の内外から求められています[22][23]（図表2-49）。

ウクライナのキエフにある脳神経外科の専門病院では、チェルノブイリ事故後、五歳以下の子どもで、脳悪性腫瘍の増加が観察されています（図表2-50）。

心疾患の増加

ベラルーシの病理学者ユーリ・バンダシェフスキーは、チェルノブイリ事故後心疾患が急増し死因の五〇％以上が心疾患であったと報告しています。彼の妻で小児科医のガリーナ・バンダシェフスカはセシウム137蓄積と子ども心電図異常の相関を報告しています（図表2-51）。

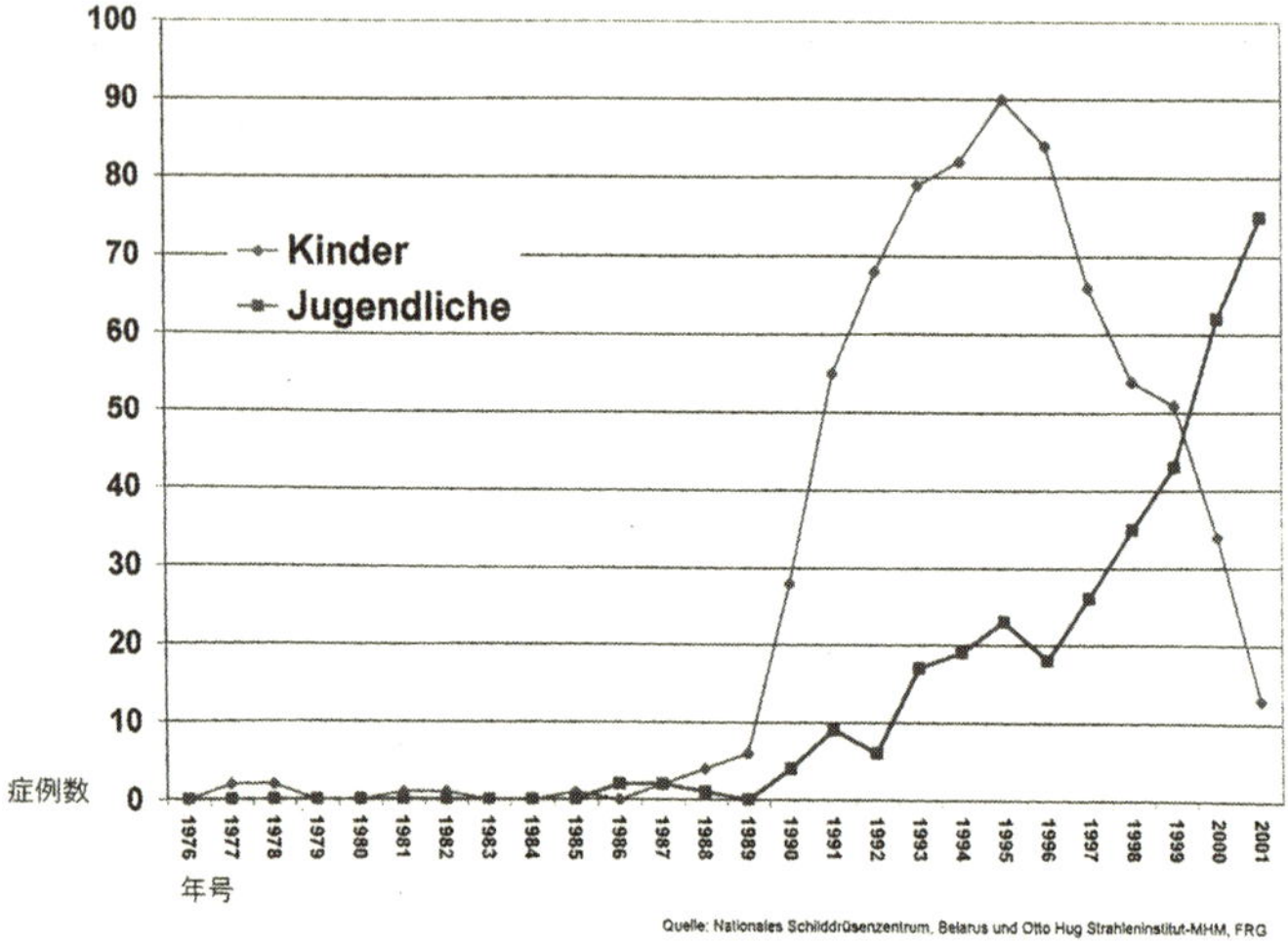

図表 2-48　甲状腺がんのアウトブレイク（大発生）ベラルーシ
甲状腺がんの発生率　幼少期と思春期の子ども

子ども甲状腺エコー検査

2011, 12&13　福島県18歳以下（事故当時）の子ども

	2011年	2012年	2013年	計
甲状腺がん	12	36	2	50
甲状腺がん疑	2	18	19	39
計	14	54	21	89
受診者	41,981	140,946	112,584	295,551
（受診率%）	（87.9）	（71.4）	（80.2）	（80.2）

2014.03.31.福島県県民健康管理調査検討委員会発表　2014.02.21.検査分までの結果確定

図表 2-49　甲状腺がんのアウトブレイク（大発生）福島県

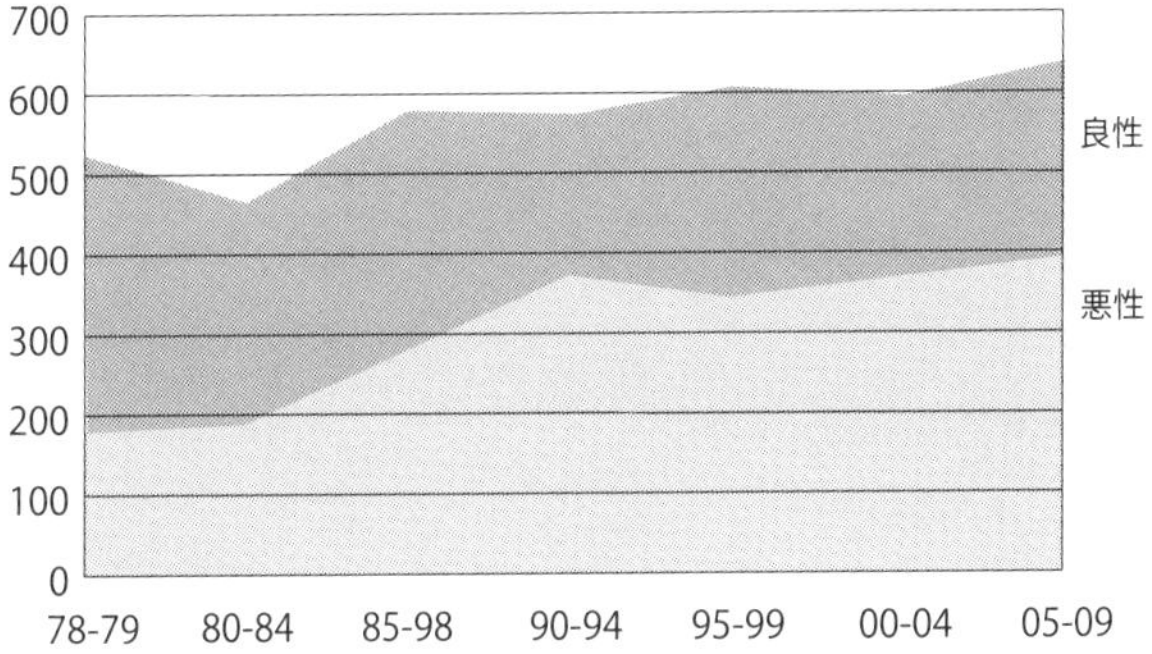

図表 2-50　脳悪性腫瘍の経時的推移
脳悪性腫瘍の頻度（5 歳以下）ウクライナ　5 歳以下小児
白い部分：悪性
25years after failure on the Chernobyl atomic power station
Prof. Orlov.(Kiev, Ukraine)

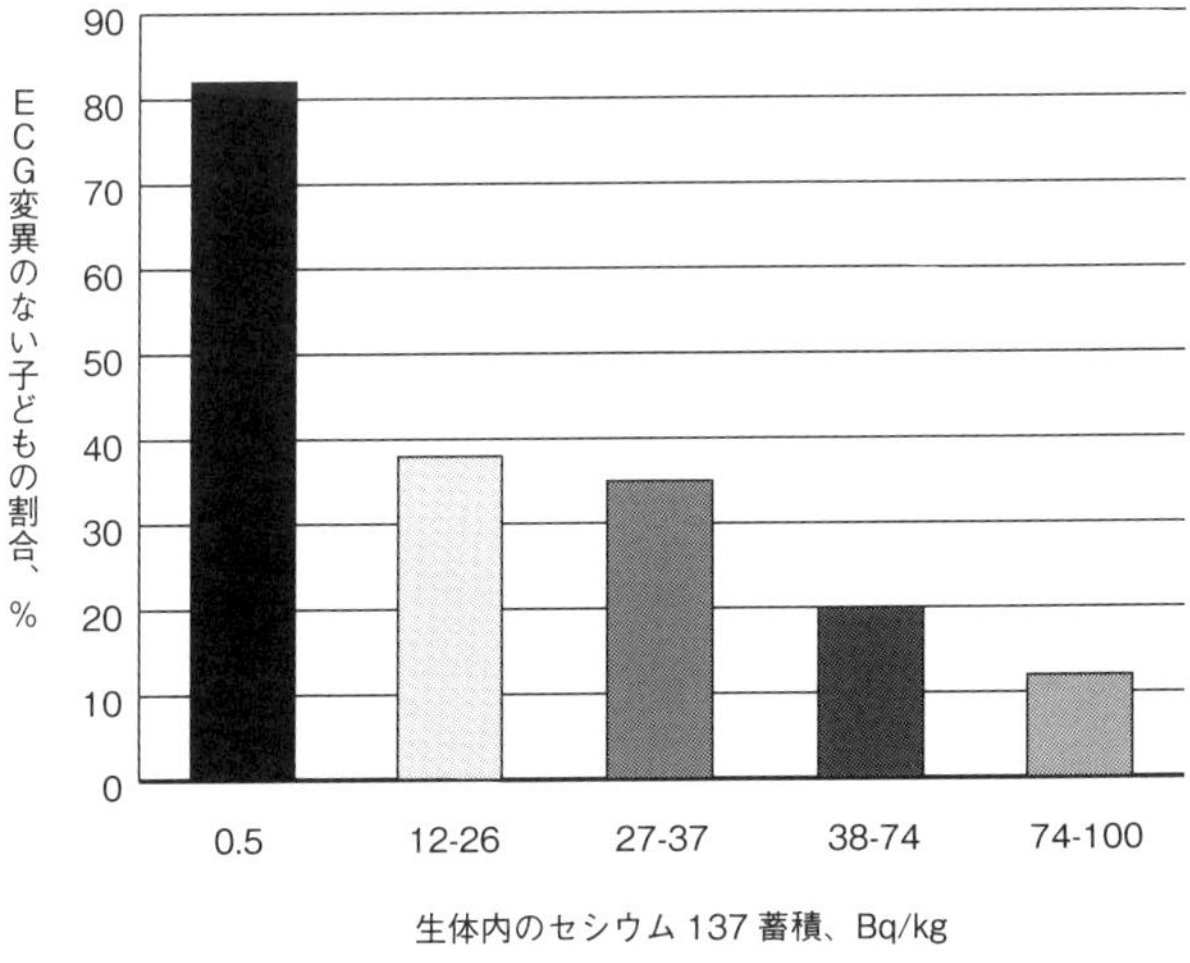

図表 2-51　セシウム蓄積（Bq/kg）と心電図変化
セシウム 137 蓄積の度合いと心電図変化のない子どもの割合
(%、セシウム 137 体内蓄積線量（Bq/kg）別、ユーリ・バンダシェフスキー)

「子どもの安全な場所での教育を求める福島集団疎開裁判」

「子どもの安全な場所での教育を求める福島集団疎開裁判」に先立って争われた、同裁判の仙台高裁判決（二〇一三年四月二四日）は、第一申し立ての趣旨、第二事案の概要に続く、第三当裁判所の判断　三抗告人についての（三）で、以下の事実が認められるとして、「ウ　長期間にわたる低線量の放射線を被ばくした場合に現れる晩発性障害」として、次のように記述しています。

「そして、チェルノブイリ原発事故による健康障害調査データから郡山市で今後発症するであろう種々の健康障害（晩発性障害）の予測として、先天障害の増加、悪性腫瘍の多発、1型糖尿病の増加、水晶体混濁・白内障、心臓病の多発を指摘する意見もある（甲72）」

この記述は、チェルノブイリ原発事故の健康障害として、「死者五六人、推定がん死亡数四〇〇〇人」としたWHO事故後二〇年間の調査報告チェルノブイリ事故被害報告（二〇〇五年発表）と、真正面から対立するものであり、IAEA、UNSCEARや日本政府の主張に対する異議申し立てになっています。

さらに、以下に引用するように「福島第一原発付近一帯で生活居住する人々とりわけ児童生徒の生命・身体・健康について由々しい事態の進行が懸念されるところである」と踏み込んだ判断をしました。

「(4) 以上の事実によれば、郡山市に居住し○○学校に通っている抗告人は、強線量ではないが低線量の放射線に間断なく晒されているものと認められるから、そうした低線量の放射線に長期間にわたり継続的に晒されることによって、その生命・身体・健康に対する被害の発生が危惧されるところであり、チェルノブイリ原発事故後に児童に発症したとされる被害状況に鑑《かんが》みれば、福島第一原発付近一帯で生活居住する人々とりわけ児童生徒の生命・身体・健康について由々しい事態の進行が懸念されるところである。

ところで、福島第一原発から流出した放射性物質ないしこれから放出された放射線は、その発生の機序からしても明らかなとおり、ひとり相手方の設置管理に係る学校施設にのみ存在するものではなく、抗告人の居住する自宅及びその周辺や自宅と学校との通学路、さらには十日手方の管轄行政区域の全域にわたり、その濃淡の別はともかくとして、等しく存在していることは上記認定の事実から容易に推認することができる。そうした放射性物質により汚染された土壌などを除洗するため、相手方などの各地方公共団体を始めとする各団体や個人などがこれまで土壌の入れ替えや表土剥離などに取り組み、多くの費用と様々な努力が傾注された結果、一定の除洗の成果を上げるに至ったとはいえ、なお、広範囲にわたって拡散した放射性物質を直ちに人体に無害とし、あるいはこれを完全に封じ込めるというような科学技術が未だ開発されるに至っていないことは公知の事実であり、また、その大量に発生した汚染物質やこれを含む土壌などの保管を受け入れる先が乏しいこともあって、これを付近の仮置場に保管するほかないまま経過していることから、今なお相手方の管轄行政区域内にある各地域においては、放射性物質から放出される放射線による被ばくの危険から容易に解放されない状態にあることは上記認定の事実により明らかである」

実効線量、チェルノブイリと日本の違い

ここで、注意しなければならないことがあります。

それは、これらチェルノブイリ法で提示された年間被曝量（実効線量）が、各核種の詳細な土壌汚染密度の調査に基づいて定められたことです。これに対して、現在日本で私たちが使っている年間被曝量（実効線量）は、航空機を使って、あるいは地上一メートルなどに設置されたモニタリングポストなどで測定された空間線量であることです。換言すると、チェルノブ

イリ法では、各核種から放射されるγ線、α線、β線のすべてを考慮して導かれた実効線量(mSv/yr)であるのに対して、日本の値は、γ線のみの測定です。つまり日本の実効線量は、放射線汚染の実態を過小評価したものだということです。

3　今後の具体的課題

放射性物質に汚染されたガレキや可燃性物質の処理を全国の自治体に押し付ける日本政府の政策は新たな汚染を自然生活環境にもたらすものであり、電離放射線汚染を日本各地に拡げることを意味し、根本的な誤りであると言わねばなりません。一般住民就中子どもと胎児に甚大な健康影響を及ぼす一般生活環境から離れた限られた場所に封じ込めるのが基本です。

食品の安全基準値も厳正にする必要があります。とくに子どもの基準値を厳しくする必要があります。ドイツ放射線防護協会は、小さい子どもに提供する食品のセシウム137は、一キロあたり四ベクレルを超えてはならないと提案しています。給食に提供される食材は、ひと品目ごと厳正にチェックされなければなりません。ストロンチウム90をふくむすべての核種が調査されなければなりません。検査装置の検出限界も、厳しくなければなりません。福島県検出限界一キロあたり一〇ベクレルは高すぎます。滋賀県に見習って、少なくとも一キロ当たり一ベクレルまで、下げるべきです。

さらに「家族や地域の人間関係を保って放射線汚染の少ない地域に移住し、働き子育てする権利を保障する法（案）」（略称「脱ひばくを実現する移住法（案）」）の実現が、子どもたちを人工放射性物質による余分な被曝と家族分断のストレスから守るための、必要条件です。「脱ひばくを実現する移住法」の実現のエンジンは、さまざまな分野の人びとの知恵の総結集と全国的な市民の連帯行動でしょう。

二〇一三年一二月一七日記者会見で松本市長・菅谷昭氏は、「まつもと子ども留学基金」のプロジェクトについて発表しました。それによると、福島第一原子力発電所の事故を受け、松本市はNPO法人と連携して、来年四月から福島県の子どもたちの留学を受け入れる計画です。この取り組みは、松本市と、NPO法人の「まつもと子ども留学基金」が進めているものです。市によりますと留学は、来年四月にスタートする計画で、松本市北部の四賀地区で空き家など留学生の寮として使用できる物件を探しています。

留学は、希望する世帯の小中学生が対象で、親元を離れて寮生活をしながら今年春、四つの小学校が統合してスタートした四賀小学校と会田中学校で学ぶことになります。菅谷市長は、チェルノブイリ原発事故の医療支援にあたった経験を踏まえ、「子どもたちの低線量被ばくを防がなければならない、市としてできることをしていきたい」と述べました。

「健康ノート」の活用

原発災害の被災者は、３・11以降今まで夢中で走ってきました。三年が経過した今、やっとじっくり構えて次のステップを考えるときがきたと、言われます。二〇一一年三月一一日以降の記憶を掘り起こし、一人ひとりみな違う、自らの暮らしを振り返り、いのちの記録を綴るための「健康ノート」がやっと出版されました（『健やかに生きる――健康ノート 内部被曝からいのちを守る』二〇一四年二月、垂井日之出印刷所）。家族や地域の仲間と話し合い励ましあいながら、次世代に語り継ぐ営みが、これからの「脱ひばく」を求める運動を支える力になるでしょう。

結論

今私たちが直面している重要かつ緊急の課題は、子どもたち＝次世代のいのちを、東電福島第一原発事故現場から自然生活環境に放出されている膨大な量の人工放射性物質から照射される電離放射線による健康障害から守ることです。放射性物質は、大気と水を介して、日本列島さらに地球全体に拡がります。次世代を電離放射線による健康障害から守るために必要なことは、まず今回の原発事故現場に放射性物質を封じ込めることです。

事故の責任が、東電と関連企業ならびに国策として原発を推進してきた日本政府、さらにこれを後押ししてきたＩＡＥＡやＵＮＳＣＥＡＲなどの原発推進国連機関にあることは明白です。彼らをして、電離放射線による健康障害から次世代のいのちを守る施策を行わせるべきです。さまざまな人工放射性物質をこれ以上拡げない具体的施策が必要です。本来人工放射線は、ゼロであるべきです。とくに、呼吸と飲食を通じて、人工放射性部物質が子どもや胎児の体内に入らないように万全の対策を講じるべきです。

人工放射性物質とそれらが放出する電離放射線によって汚染された地から、汚染の少ない地に移り住む権利を保障しなければなりません。そのために、政府と地方自治体は自らの責任において、汚染の少ない地を確保しなければなりません。

その意味で、人工放射性物質と電離放射線によって汚染されたガレキを全国の自治体に押し付けて焼却する施策、すなわち電離放射線汚染を拡げるやり方は、言語道断、許すべからざる犯罪的行為と、次世代から評価されるでしょう。

足尾鉱毒絶滅のために献身する田中正造を一八九九年以来支援しつづけた新井奥邃の言葉を最後に噛みしめたいと思います。

「国利を言う者は人民の鏖殺《みなごろし》を厭わない」（要約　林竹二[24]）。

第3章　「脱ひばく」移住する権利を認めよ

はじめに

「福島には火がついています！」。京都に避難している若いお母さんの言葉です。

二〇一四年三月三一日福島県県民健康調査管理検討委員は、東電福島第一原発事故当時一八歳以下の子ども対象の甲状腺超音波検査の結果、甲状腺がんが五〇人、穿刺細胞診でがん疑い三九人と発表しました。発表に際し検討委・星北斗座長は、前回と同じく、「これまでの科学的知見から、現時点では放射線の影響は考えにくい」と述べたのみでした。

「脱原発」が全国各地で叫ばれていますが、「脱ひばく」こそ最重要緊急課題です。

前述のお母さんの言葉のように、今なお放射性物質によって汚染された福島県をはじめとした地域に住み続けざるをえない状況に置かれている人びと、とりわけ子どもたちが、一刻も速く汚染の少ない地域に、家族や地域の人間関係を保ちながら移り住み、働き、のびのびと活動できる条件を整えなければなりません。

荒木田岳福島大学准教授はつぎのように述べています。

「現状を打開するには、『脱原発』とは区別して、『脱被曝』それ自体を自覚的に追求する必要があると思います」。「福島で被曝を受忍しながら、あるいは福島に被曝を受忍させながら主張される『脱原発』とは何なのだろうかと思います」（『週刊金曜日』二〇一三年三月一日号（九三三号）、二四～五頁）

「除染すれば福島県内に住み続けられる！」。この宣伝は、今回の核大惨事の原因を作った東電と日本政府から発せられています。高濃度に汚染され健康障害をもたらす危険性を直視し、いのちと健康を守ることこそが急がれねばならないことです。

1　内部被曝とはどのようなものか

放射線とは

放射線は光の仲間であり、可視光線、赤外線、紫外線、エックス線などさまざまなものがあります。

放射線は普通の光と同じで、「距離の自乗に反比例して弱くなります」。ということは、体内において、すぐそばにある放射性物質の小さな粒から出てくる放射線の影響は、かりにその放射線のエネルギーが小さくても、近くにある細胞にとっては大変大きいのです。

私たちが日常、放射線と呼んでいるのは、**電離（イオン化）放射線**のことです。エックス線はその一種です。そのほかに、中性子線、ガンマ線、アルファ線、ベータ線などがあります。携帯電話や電磁調理器、電気毛布・カーペットなどから出てくる電磁波と呼ばれるものも放射線ですが、こちらは**電離（イオン化）放射線**よりはエネルギーの弱い**非イオン化放射線**です。電磁波＝非イオン化放射線もそれによる健康障害が指摘されており、例えばイギリス政府は、一六歳以下の子どもには、携帯電話を使わせないよう定めています（出典：二〇〇〇年に発表されたStewart報告書）。

私たちの身体は分子でできています。分子は複数の原子が各二個の電子（ペア電子）で結合されたものです。電離（イオン化）放射線とは、これら分子を切断する（ペア電子の一つを外す）エネルギーをもった放射線のことです。私たちの身体の七〇％以上、新生児の場合約八〇％が水です。水の分子（H_2O）が切断されると毒性の強いイオン（ラジカル）や分子が、細胞内に生成されます。

放射線は、可視光線、紫外線、赤外線と同じ波の性質をもっていて、直進、反射、散乱、干渉など物理的な性質は共通しています。大事なのは、「距離の二乗に反比例して減弱」することです。距離が近いほど、エネルギーは大きいのです。

内部被曝

このように体内に取り込まれた放射性物質から放出される電離放射線を浴びることを、外からからだを貫くガンマ線による外部被曝と区別して、**内部被曝**と言います。

外部被曝がおもにガンマ（γ）線が外から身体を貫いたときの、多くの場合短時間の影響であるのに対して、内部被曝は、身体の中に沈着したさまざまな放射性物質（核種）からくり返し長期間にわたって照射される、おもにアルファ（α）線とベータ（β）線による影響が問題になります。

α線やβ線を出す核種の小さな粒が沈着した部位のまわりの細胞にとって、それらの線量は決して低レベルではありません。内部被曝を外部被曝から明確に区別しなければならない理由です。しかも、α線による生体影響はγ線に比べると、桁外れに大きいのです。β線もγ線にくらべ非常に大きな影響を与えることがわかっています。

ＩＣＲＰ（国際放射線防護委員会）は人間の身体が均一だとして、外から照射されたγ線の影響を平均化するやり方で、内部被曝を推定していますが、私たちの身体を構成する臓器、組織、細胞は決して均一ではありません。免疫の担い手・リンパ球が放射線に弱いのに対して赤血球は強いなど、放射線に対する感受性もそれぞれ違うのです。

さらに、核種ごとに、結びつきやすい臓器、組織、細胞が違います。例えばヨウ素１３１は甲状腺に、セシウム１３７は筋肉や心臓に、ストロンチウム９０は骨や歯の組織・細胞と結びつきやすいのです。しかも、セシウム１３７とストロンチウム９０の物理的半減期はどちらも約三〇年ですが、セシウム１３７が平均三ヶ月ほどと比較的短い期間に排出されるのに対して、ストロンチウム９０は一旦骨や歯に入り込むと何十年も出て行きません。骨の中には血球を作る骨髄がありますから、白血球やリンパ球のもとになる幹細胞が放射線（β線）によって、繰りかえし傷つけられることになるのです。白血病などの原因です。

ＩＣＲＰは、γ線一に対して、α線に二〇という荷重係数を与えていますが、β線は同じ一としています。その結果、体内に入り込んだ放射線微粒子から照射されるα線やβ線による生体影響を著しく過小評価しています。

内部被曝のメカニズム

内部被曝のメカニズムを整理すると、次のようになります。

① 私たちの身体の内部環境は、免疫系・内分泌系・自律神経系によって保たれている。

② これらの系をうまく機能させるために、酵素を含むタンパク質分子はきわめて重要な役割を担っている。

③ α線やβ線は、γ線より高密度にタンパク質分子、とくにDNAを切断する。

④ 電離（イオン化）のもう一つの問題点は、分子を切断して毒性の強いイオンやイオンが再結合したときに毒性の強い分子を生成する。こうして細胞質や隣の細胞に生成された毒性物質もDNAを切断する。これを「バイスタンダー効果」という。

⑤ DNA二重らせんの両方が切断されると修復は困難である。

⑥ 放射線と細胞内に生成された化学物質は細胞のすぐそばから、細胞核内にあるDNAに繰り返し傷をつける。

⑦ DNAの異常再結合がおこり、これらが受け継がれ、がん、先天障害、免疫異常など様々な病気の原因となる（遺伝子不安定性の誘導）。

2 「低線量」放射線内部被曝によるさまざまな晩発障害発症の推定

東電福島第一原発事故によって、大量の各種人工放射性物質が自然生活労働環境中に放出されました。汚染された地域において予想される、主に「低線量」放射線内部被曝によるさまざまな晩発障害の発症を、チェルノブイリ事故二五周年記念国際会議で示された研究結果をもとに推定します。一平方キロあたり一キュリー（<1Ci/km^2）などの単位は、図表2-1（四六頁）をご参照ください。

この国際会議は、二〇一一年四月六日から八日までドイツのベルリンで開かれました。その会議のプログラムやレジュメなどは、次のウェブサイトで読むことができます。

http://www.strahlentelex.de/tschernobylkongress-gss2011.htm

http://www.strahlentelex.de/Abstractband_GSS_2011.pdf

http://www.strahlentelex.de/Yablokov%20Chernobyl%20book.pdf

上記国際会議で紹介された、Annals of the New York Academy of Sciences Volume 1181（Dirctor and Executive Editor Douglas Braaten）の論文集には、この間にウクライナやベラルーシで確認された先天障害やがんのみならず、さまざまな良性疾患のデータが紹介されてい

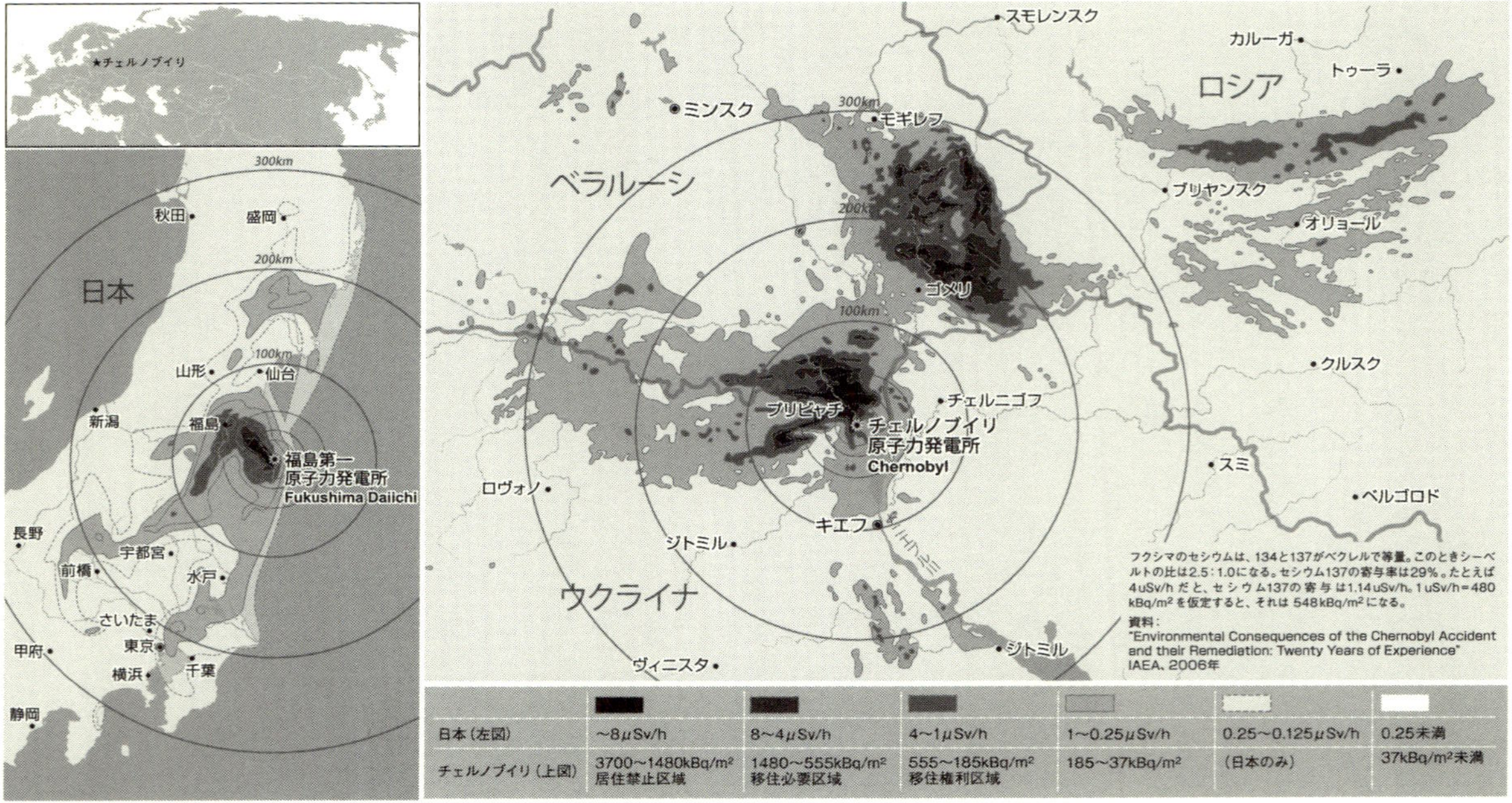

図表 3-1　http//kipuka.blog70.fc2.com/blog-entry-450.html より改変

ます。後にこの論文集は出版[1]、昨年一部増補・改変、日本語に翻訳出版されました[2]。

先天障害の増加

ベラルーシの高度汚染地域（一平方キロあたり五キュリー以上［>5Ci/km²］）で産まれた新生児一〇〇〇人の中に、事故の前には四・〇八だった先天障害が事故後の一九八七年から八八年には七・八二と倍近くに増えています。また、低濃度汚染地域（一平方キロあたり一キュリー［<1Ci/km²］）においても、少し遅れて、事故の前には四・三六だったものが、一九九〇年から二〇〇四年には八・〇〇に増加しています。ともに統計学的に有意であり、誤差では済まない違いです。ベラルーシで公式に登録された出生一〇〇〇人当たりの先天障害児数を、汚染のレベル別年代別に比較した調査結果では、クリーンとされている一平方キロあたり一キュリー未満の汚染レベルにおいても、チェルノブイリ原発事故前（一九八二―一九八五年）の四・七二だったのに比し、事故後（一九八七―一九九二年）では五・八五人と先天障害児数の増加が見られました。

悪性腫瘍の増加

チェルノブイリ事故以前と以後の人口一〇万人対がん発症数の推移を、ベラルーシのゴメル州とモギレフ州の、それぞれセシウム137による汚染度合いの異なる三地域別に比較したデータでは、それぞれの地域の一五キュリー以上ならびに五〜一五キュリーの汚染地域において、一九八六年以降がんの発症が顕著に増加していることが、示されています。さらにモギレフ州においては、五キュリー以下の地域においても、原発事故後一〇万人あたりのがんの発症数が事故前の二四八・八から三〇六・二へと有意に高くなっていることが示されています。

1型糖尿病の増加

チェルノブイリ原発事故以降、高頻度に認められるようになったのは、先天障害や白血病・がんなどの悪性疾患だけではありませんでした。ベラルーシの高濃度（ゴメル州）ならびに低濃度（ミンスク州）汚染地域における小児とティーンエイジャー一〇万人対において1型糖尿病の発症を見たデータでは、高濃度汚染地域（一五〜四〇キュリー）では事故以前に比べて、急激に増加しています（図表3-2）。低濃度汚染地域（一〜一五キュリー）でも、統計学的に有意ではなく完全に誤差でないとは言いきれませんが、上昇傾向がうかがえます。

水晶体混濁、白内障

一九九一年ウクライナ・キエフ州イヴァンキフ地域の四つの村で、七歳から一六歳までの子

TABLE 5.21. Occurrence of Type-I Diabetes per 100,000 Children and Teenagers before and after the Catastrophe in Heavily and Less Contaminated Territories in Belarus (Zalutskaya *et al.* 2004)

Years	1980–1986	1987–2002
Heavily contaminated (Gomel Province)	3.2 ± 0.3	7.9 ± 0.6*
Less contaminated (Minsk Province)	2.3 ± 0.4	3.3 ± 0.5

*$p < 0.05$.

図表 3–2

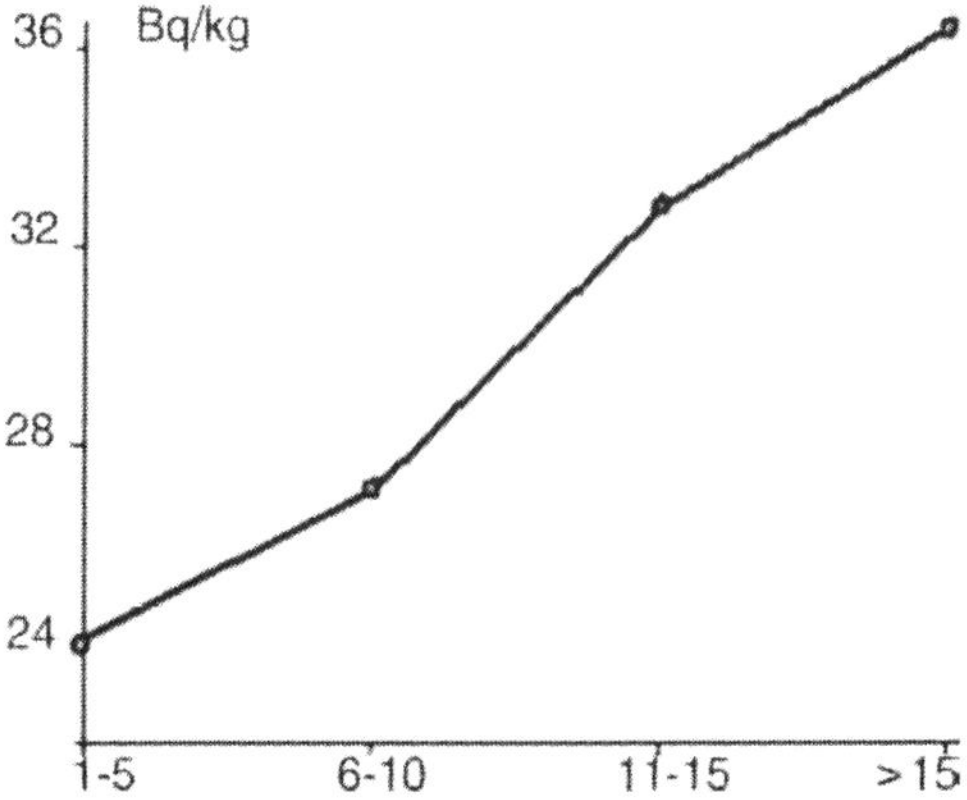

Figure 5.11. Number of bilateral lens opacities and level of incorporated Cs-137 in Belarussian children (Arynchin and Ospennikova, 1999).

図表 3–3　水晶体の混濁　セシウム 137 積算線量　ベラルーシの子ども

Annals of the New York Academy of Science vol.1181, 2009

縦軸：セシウム積算線量 Bg/kg　横軸：両側レンズ混濁例数

ども五一二人について、眼球水晶体の病的変化を調べた研究データがあります（図表3−3）。これら四つの村は、土壌中のセシウム137汚染の度合いが異なるだけです。

（ⅰ）第1村：平均一二・四キュリー（最高八・〇キュリー；村の九〇％は五・四キュリー）。

（ⅱ）第2村：平均三・一一キュリー（最高一三・八キュリー；村の九〇％は四・六二キュリー）。

（ⅲ）第3村：平均一・二六キュリー（最高四・七キュリー；村の九〇％は二・一キュリー）。

（ⅳ）第4村：平均〇・八九キュリー（最高二・七キュリー；村の九〇％は一・八七キュリー）。

検査を受けた子どもたちの五一％に、典型的な水晶体の病状（混濁）がみられました。また土壌汚染レベルの高い村で、水晶体混濁は高率でした。非典型的な病状（水晶体後部皮膜下層の混濁、後部皮膜と核部の間の班状・点状構造の不明瞭化および小水泡）は、土壌汚染の平均値ならびに最高値と相関しており、高率（r=0.992）に認められました。一九九五年には、第1村と第2村（土壌汚染の平均値二キュリー）において、三四・九％にまで、著明な増加がみられています。一九九一年に皮質層混濁の早期変化を示した二人の少女は、退縮型白内障の進行と思われる目のかすみと診断されました（Fedirko and Kadoshnykova, 2007）。

図表 3-4

TABLE 5.78. Incidence (per 100,000) of Juvenile Morbidity in Gomel Province, Belarus (Pflugbeil *et al.*, 2006 Based on Official Gomel Health Center Data, Simplified)

Morbidity group/Organ	1985	1990	1995	1997	Increase
Total primary diagnoses	9,771	73,754	127,768	124,440	12.7-fold
Blood and blood-forming organs	54	502	859	1,146	21.2-fold
Circulatory diseases	32	158	358	425	13.3-fold
Endocrinological, metabolic, and immune systems	3.7	116	3,549	1,111	300.0-fold
Respiratory system	760	49,895	81,282	82,689	108.8-fold
Urogenital tract	25	555	961	1,199	48.0-fold
Muscle and bones/connective tissue	13	266	847	1,036	79.7-fold
Mental disorders	95	664	908	867	9.1-fold
Neural and sense organs	645	2,359	7,649	7,040	10.9-fold
Digestive system	26	3,108	5,879	5,548	213.4-fold
Skin and subcutaneous tissue	159	4,529	7,013	7,100	44.7-fold
Infectious and parasitic illnesses	4,761	6,567	11,923	8,694	1.8-fold
Congenital malformations*	51	122	210	340	6.7-fold
Neoplasm**	1.4	323	144	134	95.7-fold

*High estimation of unreported cases through abortions; **1985 only malignant neuroplasms.

図表 3-5

TABLE 5.79. Incidence (per 100,000) of Morbidity among Adults and Adolescents in Northern Ukraine, 1987–1992 (Pflugbeil *et al.*, 2006)

Illness/Organ	1987	1989	1991	1992	Increase
Endocrine system	631	886	4,550	16,304	25.8-fold
Psychological disturbances	249	576	5,769	13,145	52.8-fold
Neural system	2,641	3,559	15.518	15,101	5.7-fold
Circulatory system	2,236	4,986	29,503	98,363	44.0-fold
Digestive system	1,041	2,249	14,486	62,920	60.4-fold
Skin and subcutaneous tissue	1,194	1,262	4,268	60,271	50.5-fold
Muscles and bones	768	2,100	9,746	73,440	96.9-fold

種々の疾患罹患率（一〇万人対）を包括的データ

ベラルーシの汚染されたゴメル州全体の一八歳未満の子どもたちにみられた種々の疾患罹患率（一〇万人対）について包括的データを紹介します。

チェルノブイリ原発事故以前に比べ、一九九七年には、循環器（心臓）疾患一三・三倍、呼吸器疾患一〇八・八倍、泌尿器系疾患四八・〇倍、消化器疾患二一三・四倍、先天障害六・七倍、腫瘍性病変九五・七倍に、それぞれ増えています（図表3-4）。

北ウクライナの成人と一〇代の若者について、人口一〇万人対の疾患罹患率をみたデータでは、事故直後の一九八七年に比べ一九九二年には、内分泌系疾患二五・八倍、精神障害五二・八倍、神経系疾患五・七倍、循環器（心臓）疾患四四・〇倍、消化器疾患六〇・四倍、皮膚および皮下組織疾患五〇・五倍、筋肉骨疾患九六・九倍に、それぞれ増えています（図表3-5）。

3　チェルノブイリ事故に関する基本法

一九九一年に制定されたチェルノブイリ法について、オレグ・ナスビット、今中哲二：「ウクライナでの事故への法的取り組み」今中哲二編「チェルノブイリ事故による放射能災害―国際共同研究報告書」（一九九八年）『技術と人間』四七〜八頁から引用します。

基本概念

チェルノブイリ原発事故がもたらした問題に関するウクライナの法制度の記述は、まず基本概念文書「チェルノブイリ原発事故によって放射能に汚染されたウクライナSSR（ソビエト社会主義共和国）の領域での人々の生活に関する概念」の引用から始めるのが適切でしょう。この短い文書は、チェルノブイリ事故が人びとの健康にもたらす影響を軽減するための基本概念として、一九九一年二月二七日、ウクライナSSR最高会議によって採択されました。この基本法の実現には、子どもたちのいのちを守るために移住の権利を掲げて闘った旧ソビエト市民や科学者の大運動がありました。

この概念の基本目標はつぎのようなものです。すなわち、最も影響をうけやすい人びと、つまり一九八六年に生まれた子どもたちに対するチェルノブイリ事故による被曝量を、どのような環境のもとでも年間一ミリシーベルト以下に、言い換えれば一生の被曝量を七〇ミリシーベルト以下に抑える、というものです。基本概念文書によると、「放射能汚染地域の現状は、人々への健康影響を軽減するためにとられている対策の有効性が小さいことを示している」。それゆえ、「これらの汚染地域から人びとを移住させることが最も重要である」。基本概念では、（個々人の被曝量が決定されるまでは）土壌の汚染レベルが移住を決定するための暫定指標として採用されています。一度に大量の住民を移住させることは

ゾーン名	土壌汚染密度 , kBq/m2 (Ci/km^2)			年間被曝量 mSv/yr
	セシウム 137	ストロンチウム 90	プルトニウム 239	
避難（特別規制）ゾーン	n.d.	n.d.	n.d.	n.d.
移住義務ゾーン	555 以上 (15 以上)	111 以上 (3 以上)	3.7 以上 (0.1 以上)	5 以上
移住権利ゾーン	185 ～ 555 (5 ～ 15)	5.55 ～ 111 (0.15 ～ 3)	0.37 ～ 3.7 (0.01 ～ 0.1)	1 以上
放射能管理強化ゾーン	37 ～ 185 (1 ～ 5)	0.74 ～ 5.55 (0.02 ～ 0.15)	0.185 ～ 0.37 (0.005 ～ 0.01)	0.5 以上

図表 3-6　法に基づく放射能汚染ゾーンの定義

（注）避難ゾーン：1986 年に住民が避難した地域．n.d.：定義なし．太字は筆者，ウクライナの放射能汚染定義および年間被ばく線量と 1 時間当たりの線量率 20）

ウクライナの放射能汚染定義および年間被ばく線量と 1 時間当たりの線量率は、オレグ・ナスビット、今中哲二：「ウクライナでの事故への法的取り組み」今中哲二編「チェルノブイリ事故による放射能災害―国際共同研究報告書」【技術と人間 1998 年出版】P.48 より引用

不可能なので、基本概念では、つぎのような〝順次移住の原則〟が採用されています。

第1ステージ（強制・義務的移住の実施）：セシウム137の土壌汚染レベルが一平方メートルあたり五五五キロベクレル以上、ストロンチウム90が一一一キロベクレル以上、またはプルトニウムが三・七キロベクレル以上の地域。住民の被曝量は年間五ミリシーベルトを越えると想定され、健康にとって危険。

第2ステージ（希望移住の実施）：セシウム137の汚染レベルが一平方メートルあたり一八五〜五五五キロベクレル、ストロンチウム90が五・五五〜一一一キロベクレル、またはプルトニウムが〇・三七〜三・七キロベクレルの地域。年間被曝量は一ミリシーベルトを越えると想定され、健康にとって危険。

さらに、汚染地域で〝クリーン〟な作物の栽培が可能かどうかに関連して、移住に関する他の指標もいくつか定められています。

基本概念の重要な記述の一つは、「チェルノブイリ事故後、放射線被曝と同時に、放射線以外の要因も加わった複合的な影響が生じている。この複合効果は、低レベル被曝にともなう人々の健康悪化を、とくに子どもたちに対し、増幅させる。こうした条件下では、放射能汚染対策を決定するにあたって複合効果がその重要な指標となる」ことです。

セシウム137汚染レベルが一八五キロベクレル以下、ストロンチウム90が五・五五キロベクレル以下、プルトニウムが〇・三七キロベクレル以下の地域では、厳重な放射能汚染対策が実施され、事故にともなう被曝量が年間一ミリシーベルト以下という条件で居住が認められる。この条件が充たされない地域の住民には、〝クリーン〟地域への移住の権利が認められます。

こうした基本概念の実施のため、つぎの二つのウクライナの法律、「チェルノブイリ事故による放射能汚染地域の法的扱いについて」および「チェルノブイリ原発事故被災者の定義と社会的保護について」が制定されました。(3)

4　福島県内をはじめとする放射線汚染地域の実態

前述のように、ウクライナやベラルーシなどチェルノブイリ原発事故による放射線汚染地域では、土壌と食物に含まれる各種放射性物質の検査がきめ細かく行われてきました。それらのデータをもとに、移住の権利を保障するための被曝線量限度値が定められました。

移住の権利があるとされた地域の年間被曝限度値は、年間一ミリシーベルト（1mSv/yr）です。

福島県内には、年間被曝線量が一ミリシーベルトを超えるところが多くあります。とりわけ線量の高い東電福島第一原発事故現場に近い双葉町などの方々が避難されている福島県内の仮設住宅などでも、線量は高いのです。

二〇一三年一月から二月にかけて私は双葉町の避難所六ヶ所を訪問しました。福島市仮設住宅内では、年間被曝量一・七五ミリシーベルト（毎時〇・一九マイクロシーベルト）を計測。白河市では、年間一・六六ミリシーベルト（毎時〇・二マイクロシーベルト）。いわき市三崎公園では、年間一・四七ミリシーベルト（毎時〇・一六八マイクロシーベルト）でした。前述のように、一九九一年制定の「チェルノブイリ法」は、年間一ミリシーベルト以上の地域からは避難する権利を定めました。一九七七年に発表された「マンクーゾ報告書」は、原子炉運転作業に携わる労働者を年間一ミリシーベルト以上の現場で働かせてはならないとしました。

帰宅困難地域から避難している福島県内の仮設住宅の状況は三年を過ぎた今も良くありません。放射線量は高く、子どもと一緒に暮らしている家族はまず見られません。

「町には古くから先人が築いてきた歴史や資産があります。歴史を理解していない人に中間貯蔵施設を造れとは言われたくありません。町民の皆さんが十分議論した後に方向を決めていただきたい。若い人に決めてもらうようにしてほしい」。これは、核大惨事の被害住民を守るため、原因者・東電と日本政府の責任を追及して闘い続けてきた井戸川克隆双葉町前町長の言葉です。

中間貯蔵施設とは、福島県全域で行われる除染の結果出てきた汚染土など放射性ゴミの置き場です。この施設を国と福島県は、双葉町など高度に汚染された自治体に押しつけようとしています。しかも、一方で双葉町などの東電事故原発に近い町や村を放射線汚染の程度によって二つないし三つに分け、補償額や補償期間に差をつけることによって住民を分断しつつ、汚染の比較的低いところには、近い将来戻れるかもしれないという幻想を与えているのです。

自然生活環境を汚染した放射性物質をどのように取り扱うべきか

井戸川前町長は、私につぎのように話しました。「福島県全域の土を仮に一〇センチメートル剥いだとしたとき、どれだけの容積になるのか。その試算すら国はやっていないのです！」。二〇一一年六月時点で土の表面数センチメートルに留まっていた汚染は、二〇一二年三月には三〇センチメートルの深さにまで入り込んでいました。中間貯蔵とは名ばかり、放射性物質の処理方法は全く決まっていません。

さらに、これら土壌のより深い層に移動した放射性物質は樹木によって吸収され、葉に到達し、それらが落葉することによって、土壌表層の放射性物質密度は再び上昇するのです。このような放射性物質の自然生態系における循環はチェルノブイリの調査からも、わかっています。除染が移染に過ぎないと言われる、ひとつの論拠です。

一方で環境省は、原発事故で生じた高濃度放射性廃棄物を焼却する実験的施設の建設を福島県鮫川村で始めました。各地で処分が滞っている汚染稲わらや牧草の処理モデルを目指すのだとしています。しかしここで使われる焼却炉は、処理能力が一九九キロ毎時（199kg/hr）と小さく、廃棄物処理法対象外＝環境影響評価不要の曲者なのです。

これに対して周辺住民は猛反発。二月一四日いわき市で住民説明会が開かれました。また二月二四日、鮫川村青生野地区で開かれた住民説明会は、夜六時から一〇時までつづき、住民の焼却炉建設反対の声に、村長・村議会議員・環境省の役人はたじたじだったそうです。放射性物資の処理は、核大惨事の原因を作った東電と国が責任をもって行うべきで、最も深刻な被害を受けた自治体住民に押しつけてはいけません。

二〇一三年二月ほぼ時を同じくして大きな住民運動を呼び起こしたのが、いわき市や鮫川村に隣接した塙町で環境省が推し進めようとした、バイオマス発電に名を借りた放射線汚染物焼却施設建設問題でした。大気と水を汚染し高濃度の焼却灰を生みだし自然生活環境に新たな負荷を加えるこの計画は、良心の住民の声におされて、六ヶ月後町長が、見直しを表明しています。

年間一ミリシーベルト（1mSv/yr）をどう考えるべきか

在日ベラルーシ大使セルゲイ・ラフマノフは、日本政府の汚染マップは、空中から測定されたものなので、現実を反映していない。詳細な土壌調査に基づく正確な汚染マップの作成が必要だと、提唱しています(4)。

チェルノブイリ法で、「移住の権利あり」とされた地域の年間被曝限度値は、一ミリシーベルトです。

二〇一四年一月二二日に訪ねた郡山市安積総合学習センター玄関前の道路では、年間被曝量六・三一ミリシーベルト（毎時〇・七二マイクロシーベルト）、室内で年間二・三七ミリシーベルト（毎時〇・二七マイクロシーベルト）でした。この施設には乳児保育の教室があり、その日には、三人の赤ちゃん連れお母さんの姿がありました。

時代は遡りますが、アメリカで一九七七年に発表された「マンクーゾ報告書」は、原子炉運転作業に携わる労働者を年間一ミリシーベルト以上の現場で働かせてはならないとしています(5)。合衆国疫学の第一人者・マンクーゾはこの報告書を発表したために、アメリカ合衆国政府によって研究の場から追われますが、私がここで強調したいのは、彼が原子炉作業現場の許容線量限度値として推奨した値が、年間一ミリシーベルトだったということです。

前述のように、一九九一年制定の「チェルノブイリ法」は、年間一ミリシーベルト以上の地域からは避難する権利があると定めました。一〇〇ミリシーベルト以下なら大丈夫という〝専門家〟もおり、帰還政策の許容線量限度値として日本政府が設定したのが、年間二〇ミリシーベルトというとんでもない値なので、年間一ミリシーベルトは、これらと対抗するために援用している、あくまでも暫定的なものであると、私は考えています。

しかも、前述したような日本政府の放射線測定システムが改善されないかぎり、日本で使われている実効線量ミリシーベルトは、放射線による子どもの健康障害を論ずる際、ウクライナやベラルーシの実効線量より、放射性物質による汚染、ひいては健康障害のリスクを、ずっと低く見積もったものであるということを、常に考慮する必要があります(4)。

図表 3-7　食品の許容線量限度値の比較　単位：ベクレル　Bq/l　Bq/kg

	ウクライナ 2006年		ベラルーシ 2006年		日本 2011年～2012年3月		日本 2012年4月～	
	セシウム137	ストロンチウム90	セシウム137	ストロンチウム90	セシウム137	ストロンチウム90	セシウム137	ストロンチウム90
飲料水	2	2	10	0.37	200	-	10	-
牛乳	100	20	100	3.7	200	-	50	-
粉ミルク	500	100	100	-	500	-	50	-
乳幼児食品	40	5	37	1.85	-	-	50	-
米	-	-	-	-	500	-	100	-
パン	20	5	40	3.7	500	-	100	-
ジャガイモ	60	20	80	3.7	500	-	100	-
野菜	40	20	100	-	500	-	100	-
果物	70	10	40	-	500	-	100	-
肉・肉製品	200	20	-	-	500	-	100	-
魚・魚製品	150	35	-	-	500	-	100	-
卵	100	30	-	-	500	-	100	-
キノコ（生）	500	50	370	-	500	-	100	-

但し、米、牛肉は9月まで、500Bq/kg
大豆は年内、500Bq/kg

胎児や乳幼児の放射線感受性は、成人に比べて高いので、特別の配慮が必要です。本来人工放射線による被曝は、成人に対してもゼロでなければなりません。胎児・乳幼児、子どもには、厳しい安全基準が設定されなければなりません。年間一ミリシーベルトなら許容できる、と考えるべきではありません。

食品の安全基準値就中子どもの基準値を核種別に定める必要があります

日本政府が現在定めているのはセシウム137の基準値のみで、ストロンチウム90についてはまったく定めていません。しかもセシウム137の基準値も、後述するドイツ放射線防護協会が小さい子どもに提供する食品のセシウム137基準値一キロあたり四ベクレルに比べると、随分高いのです（図表3-7）。

福島県の子どもたちの健康障害と生態系異常

移住する権利を主張し運動を展開してきた中手聖一氏（子どもたちを放射能から守る福島ネットワーク）は、「福島県の子ども」の病死者数について―政府・人口動態統計からわかった事故後の変化―として、次のようなデータを示し警鐘を鳴らしています（図表3-8）。

それによれば一～一九歳の子どもの病死者総数が、事故後の二〇一一年三月から一一月では、

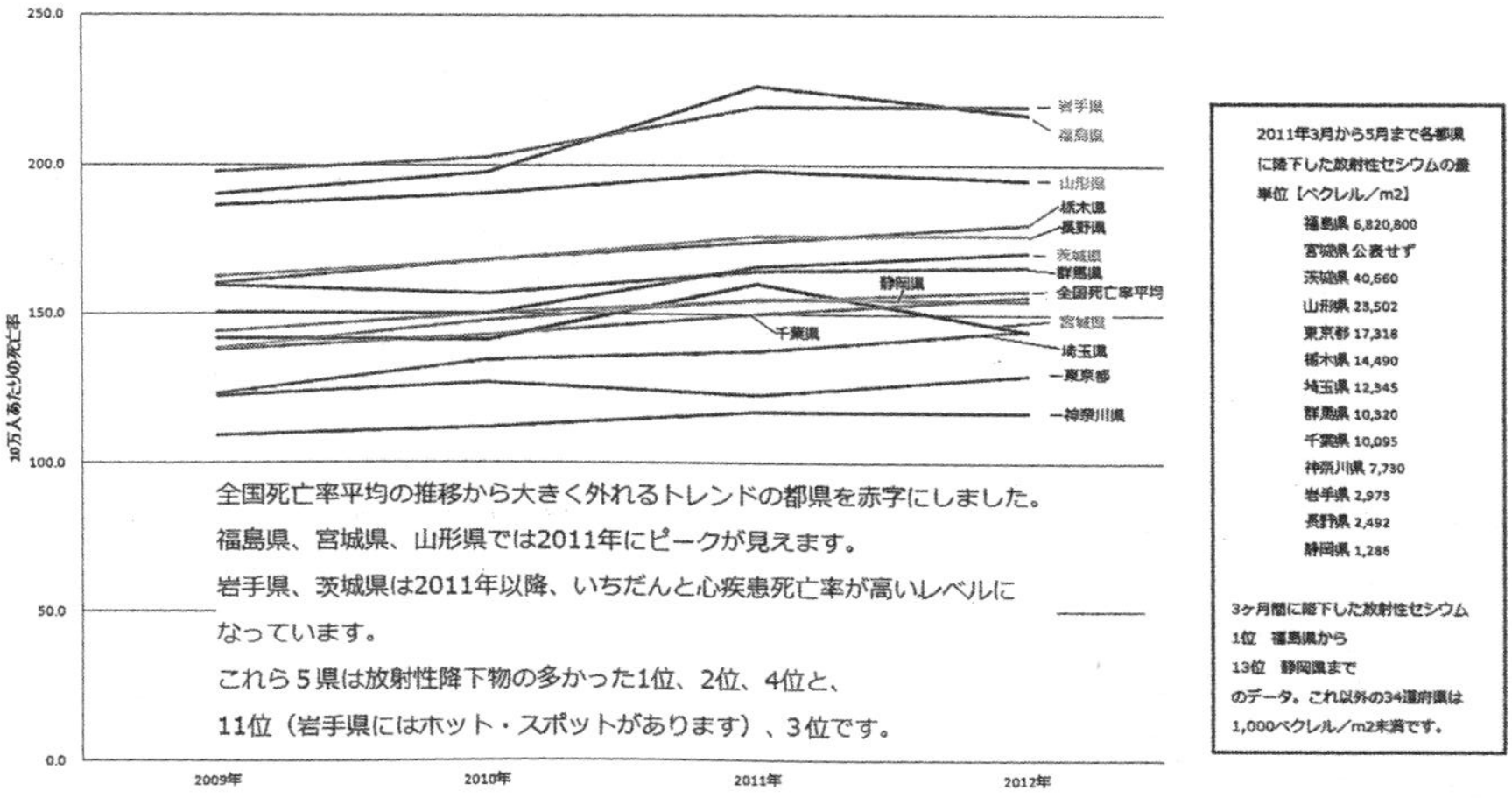

【出典】厚生労働省　人口動態統計（確定数）の概況
主な死因別にみた都道府県（20大都市再掲）別死亡数・死亡率（人口10万対）　2009～2012年度
から編集者が作成

【編集】川根 眞也

図表 3-8　心疾患死亡率（対 10 万人）の経時的推移
2009 年から 2012 年

前年の同時期に比べ一・五倍に増加。死因別では心疾患が二倍、がん・白血病、感染症、肺炎で増加がみられるのです。

私が個人的に相談された子どもには、心臓中隔欠損と心房中隔欠損が認められました。この子は妊娠六週のときに郡山市で被曝したのです。ちょうど臓器形成の重要な時期でした。それ以外にも、子どもたちの不具合や胎児の異常に地元の方々は気づいています。このような子どもの健康障害を記録し、被曝線量との関係について調査研究することが大切です。そのためには、土壌や食物に含まれる各種放射性物質と放射線量をきめ細かく調査記録することが重要です。この調査については、国と地方自治体が行うよう求めなくてはなりません。

昆虫の異常も報告されています。琉球大学海洋自然科学科の檜山充樹らは、事故直後の二〇一一年五月福島県などでヤマトシジミの成虫一四四匹を採取、調べたところ、一二％に異常。同年九月の採取では、二三％に異常。それらのチョウ同士を交配した子世代では、それぞれ一八％、五二％に異常が認められました（Scientific Reports, 2012/8/15）。

この研究は、東電福島原発事故の生態系への影響として、海外でも注目されています。

牛の体内の人口放射性物質を調べた研究があります。東北大学大学院農学研究科・農学部の福田智一准教授らは、事故原発から二〇キロ圏内の放れ牛七九頭について、各臓器内のセシウム１３７など各種核種の分布と濃度を調べました。放射性セシウムのレベルが、胎児と幼児では、それぞれ成牛の一・一九倍、一・五一倍と高かったと報告しています（Public Library of Science, PLoS One 2013/01/24）。

福島県双葉町疫学調査中間報告書（資料）

以下の記述は、双葉町低レベル放射線曝露と自覚症状・疾病罹患の関連に関する疫学調査プロジェクト班が二〇一三年九月六日に発表した「低レベル放射線曝露と自覚症状・疾病罹患の関連に関する疫学調査―調査対象地域三町での比較と双葉町住民内での比較―」の要約です。

目的：どのような健康状態が被ばくや避難生活によるものなのかを評価・検証する

方法：福島県双葉町、宮城県丸森町筆浦地区、滋賀県長浜市木之本町の三ヶ所を調査対象区域とした。事故後一年半経過の二〇一二年一一月に質問票調査。木之本町住民を基準都市、双葉町・丸森町住民の健康状態を性・年齢・喫煙・放射性業務従事経験の有無・福島第一原発での作業経験の有無を調整、比較検討をした。追加解析として双葉町住民内での検討も行った。多重ロジスティック分析を用いた。

結果：主観的健康観では、木之本町に比べて双葉町で有意に悪く、逆に丸森町では有意に良かった。調査当時の体の具合の悪いところに関しては、様々な症状で双葉町の症状の割合が高くなっていた。双葉町・丸森町で、木之本町よりも有意に多かったのは、体がだるい、頭痛、めまい、眼のかすみ、鼻血、吐き気、疲れやすいなどの症状だった。鼻血に関しては、両地区とも高いオッズ比を示した（丸森町：三・五、双葉町：三・八）。二〇一一年三月一一日以降発症の病気も双葉町で多く、更に神経精神的症状を訴える住民が多かった。双葉町内の検討では、避難先別疾病発症や二〇一一年三月一二日当日SPEEDIによる外部被ばく量・尿中セシウムより見積もった預託実効線量別の主観的健康観・疾病発症には大きな差を認めなかった。結論：二〇一二年一一月時点様々な症状が双葉町住民では多かった。双葉町・丸森町ともに多かったのは鼻血であった。特に双葉町では様々な疾患の多発が認められた。

………………………………………………………………………………

〈解析〉

PASW（SPSS Japan Inc,version 18.0）を用いた。オッズ比を推定は、九五％信頼区間の推定も行った。今回の研究は、岡山大学医歯薬学総合研究所倫理審査委員会において承認されている（受付番号六四六）。

〈回答率〉

木之本町　五六・一％、丸森町　八六・九％、双葉町　五四・九％

丸森町で、農業従事者、八〇歳以上の割合が高かった。

〈放射線防護策〉

・木之本町　被ばくや放射線防護策の質問なし。

・双葉町　約一七％安定ヨウ素剤服用、約一二％事故以前に放射性業務経験有り、六・五％事故後の作業経験有り。

・丸森町　特になし。事故後簡易水道・井戸水、自家栽培の野菜、家畜の乳飲用が他に比べて多い。

〈一二歳未満対象者〉

回答者五九八人。出生体重、週数などに相違なし。震災後出生の〇歳児に限っても明らかな相違は無かった。

回答者：

	木之本町	丸森町	双葉町
	二二三	二七	三四八
男	一一二（五〇・二）	一四（五一・九）	一九〇（五四・六）
女	一一一（四九・八）	一三（四八・一）	一五八（四五・四）
〇歳	九	一	一五

〈二〇歳以上対象調査当時数日間における症状オッズ比〉上位一〇位

	木之本町	丸森町	双葉町
イライラしやすい	一（基準）	一・一	四・六
眠れない	一（基準）	〇・九	四・六
鼻血	一（基準）	三・五	三・八
月経不順	一（基準）	一・七	三・七
めまい	一（基準）	一・八	三・二
食欲不振・腹痛	一（基準）	一・五	二・七
体がだるい	一（基準）	一・五	二・六
眼のかすみ	一（基準）	一・四	二・六
動悸	一（基準）	一・三	二・五
下痢	一（基準）	一・四	二・五

〈双葉町住民での解析〉

避難先：関東地方二二・二％　いわき二〇・二％　中通り・県中一二・五％　加須一〇・六％

その他九・一％（上位五位）

〈避難先別健康観（二〇歳以上）オッズ比〉

東北・関東以外	加須以外の関東	加須	会津	中通り	浜通り
一（基準）	一・五	一・二	一・二	一・七	一・四

〈三月一二日SPEEDIによる推定線量別および預託実効線量別オッズ比〉

差は認められなかった。尿中セシウム測定は測定者が少なく統計的に不安定。

急性咽頭炎や甲状腺の病気でややオッズ比の上昇が見られたが、大きな差はない。

……………………………………

結論

（1）三ヶ所で質問調査を行った

（2）二〇一二年一一月時点で、様々な症状が双葉町住民に多く認められ、双葉町・丸森町とともに特に多かったのは鼻血であった。

（3）双葉町では様々な疾患の多発が認められ、医療的サポートの必要性有と思われる。

（4）主観的健康観は双葉町で悪い。精神神経学的症状も双葉町・丸森町で多い。

（5）避難先別による主観的健康観にはやや差があったが、SPEEDIによる外部被ばく量・尿中セシウムより見積もった預託実効線量の主観的健康観・疾病発症には、避難先別による大きな差を認めなかった。

（6）これら症状や疾病増加は、原発の事故による避難生活又は放射線被ばくによって起きたものと思われる。
（7）今後より詳細な被ばく量の推定、常民の健康状況追跡が必要になると思われる。

5 「脱ひばくを実現する移住法」制定への提言

「原発事故子ども・被災者支援法」の限界と課題

「原発事故子ども・被災者支援法」は、二〇一二年六月二一日、衆議院本会議全会一致で可決されました。同年七月一〇日には「原発事故子ども・被災者支援法市民会議」が発足し、弁護士会、国会議員連盟、関係省庁などと連携して運動を展開しています。この法律の理念を生かした具体的な施策の実現を求めて、原発事故で避難を余儀なくされた人びとが中心になって、復興庁の担当職員を招いた集会も開かれてきました。また国会議員への要請行動など全国各地でさまざまな運動が進められています。

しかし、この法律成立後二年を迎える現在、復興庁をはじめとする日本政府機関は何ら具体的な施策を提示していません。具体策を講じないだけではなく、日本政府は、除染やがれき処理の名のもとに、何兆円もの税金を東電関連企業や大手スーパーゼネコンにつぎ込み、放射性物質による自然環境汚染とそれに起因する新たな内部被曝リスクを拡げているのが現実です。

今最も求められているのは、今回の大惨事の原因を作った日本政府と東電が被害者、とくに子どもたちに謝罪し、子どもたちのいのちと権利を守ることを最優先にした具体的施策を講じさせることです。

二歳の子どもとともに京都に避難してきたお母さんは、「支援ではなく権利と補償、基本的人権の回復を」と題して、次のように書いています。

「私は、私たちは、自分を支援してほしいのではありません。弱者として支援・被支援の関係は、私は求めていません。私たちが求めているのは、子どもたちの当然の権利です。安心して育つ権利です。健康を害されない権利です。基本的人権です」

今強く求められているのは、「家族や地域の人間関係を保って放射線汚染の少ない地域に移住し、働き子育てする権利を保障する法」ではないでしょうか。

内部被曝による健康障害の深刻化を食い止めるために、今最も求められているのは、「家族や地域の人間関係を保って放射線汚染の少ない地域に移住し、働き子育てする権利を保障する法」（略称）の制定です。今だからこそ水俣病など公害闘争の歴史に学び、国際的には「チェルノブイリ法」を実現した市民運動に学び、その教訓を生かすべきです。

「脱ひばくを実現する移住法」の制定実現のために必要な行動計画

除染して年間空間線量二〇ミリシーベルト以下に下げられれば放射線汚染地域に住んでも良いとする日本政府の基本政策は間違いです。子どものいのちを守るためには、除染は後にし、集団移住の権利を認めさせることが必要です。「脱ひばくを実現する移住法」を制定させなければなりません。

法制定には以下のようなことが必要です。

まず、各種放射性物質による自然生態系汚染、とくに土壌汚染の調査をできるだけ細かいメッシュで、繰り返し行わせ、その結果を速やかに公開させること。同時に各種放射性物質による農作物・水産物・食品（加工食品を含む）の汚染を調査させ、その結果を速やかに公開させること。各種放射性物質による農作物・水産物・食品（加工食品を含む）汚染の許容線量限度値（基準値）を、ドイツ放射線防護協会やウクライナ、ベラルーシの基準値を参考に、定めることも必要です。その際、胎児・乳幼児の安全確保を最重視せねばなりません。

福島県県民健康管理調査委員会を全面的に公開させ、その運営母体に原発被災住民を加え、被災住民の切実な願いを実現できる民主的システムを組み上げ(3)、国策として原発を推進してきた日本政府が、責任をもって、既に現れている健康障害の実態を詳細に調査するよう求め、その結果を可及的速やかに公表させることも必須です。

日本政府は、子どもたちのいのちを重視し、健康相談会を開き、健康手帳への記録を支援し、甲状腺検査（エコーだけでなく、甲状腺ホルモンなどの血液検査を含む）、乳歯のストロンチウム90検査、ホールボディーカウンター（WBC）だけでなく尿による内部被曝検査、諸疾患の実態をきめ細かく把握すること。これらの検診を窓口負担なしに、継続的に行えるよう、長期的な財政措置を講じることも要求していかねばなりません。

内部被曝の評価に関しては、WBCは、セシウム137などが壊変する際のγ線を検出できるが、壊変の過程でβ線しか出さないストロンチウム90は体内にあっても（その飛程がたかだか一〇ミリメートルと短いので）検出できません。プルトニウム239は、α線（飛程約四〇マイクロメートル）しか出さないのでWBCではわかりません。この事実を日本政府は周知せしめ、全ての核種についての検査システムを組み上げることを求める必要もあります。

幼い子どもの内部被曝の評価、とくにストロンチウム90の骨などへの蓄積を評価するためには、抜けた乳歯の検査が有効であることが、わかっています。日本政府に対して、乳歯のストロンチウム90検査の法的制度化と財政措置を求めなければいけません。この課題に関しては、国際的協力も得ながら、乳歯保存を全国的にも呼びかけ、自ら乳歯ストロンチウム90検査実施運動を進めながら政府への要求も続けていくことが必要でしょう。

被災地では様々な健康障害、原発事故関連死、自殺などが出ています。これらの実態が詳細に調査・記録されることを日本政府に求めます。チェルノブイリ事故の時、遠く離れたドイツでもホットスポットによる影響が出ました。その実態は法律によってきちんと把握され、放射能汚染が何をもたらせたかを検証することができたのです。事実を捉え知らせること、そのことが次世代のいのちを守る行動となるのです。

人工放射線による被害が何をもたらすのか、実証されていない、根拠がないから関係がないとすることは、未来に眼を閉ざすことです。そうならないために、子どもたちのいのちを重視し、健康相談会を開き、健康ノートへの記録を支援し、甲状腺検査、乳歯の検査、尿検査、諸疾患の実態をきめ細かく把握しなければなりません。

移住先での労働と生活の補償。原発被害者が移住先で安心して人間らしく生活できるように、労働・教育・医療・教育など移住者の生活全般にわたる条件も整えねばなりません。その際、移住者受け入れ先自治体と住民の同意と協働が重視されなければならないのは言うまでもない。日本政府は、自らの責任において、そのための法制度的・財政的諸条件を整えることを要求しましょう。

国際的な組織の動き

「脱ひばく法」の制定にあたっては、国際的な動きにも注視せねばなりません。「低線量」放射線内部被曝に起因する健康障害を過小評価する国際原子力軍産共同体（アメリカ合衆国、フランス、日本などの原子力産業）、国連科学委員会（UNSCEAR）、国際原子力機関（IAEA）、国際放射線防護委員会（ICRP）、世界保健機関（WHO）、欧州原子核研究機構（CERN）などが、福島県各地の草の根で展開している、「食べ物に気をつければ大丈夫論」の本質を見抜く目を養う必要があります。

WHOは、一九五九年原発推進国連機関であるIAEAとの協定で、「平和利用のための原子力エネルギーの研究および開発と実用とを、全世界で鼓舞」することを決定。以来、放射線による健康障害の調査や対策をほとんど行わないまま、現在に至っています（参照：「明日うらしま」（http://tkajimura.blogspot.de/2012/04/iaeawho_18.html）。この憂慮すべき現状に注目し、WHOがいのちと健康を守る本来の役割を果たすよう働きかけなければなりません(4)。日本では、被災者の健康について、何故か環境省が統括していますが、本来は国民の健康を守る厚生労働省の仕事ではないでしょうか。

また、ヒッグス粒子でにわかに脚光を浴び、原子力産業から、年間数百万ユーロの運営資金を得ているCERN（欧州原子核研究機構）と、ラ・アーグ再処理工場を有し、原発に燃料を供給するほか、ニジェール、カナダ、オーストラリア、カザフスタンに核燃料調達の権益をもっている、フランスに本社を置く世界最大の原子力産業複合企業アレヴァ（ＡＲＥＶＡ）は、深い関係にあります。さらに、原子力分野防護研究センター（ＣＥＰＮ）の所長であり、ＩＣＲＰ第四委員会委員長ジャック・ロシャール（Jacques Lochard）氏らの、ベラルーシで“Radiophobia”＝「放射線恐怖症」という言葉を使って子どもを守る運動に打撃を与えたエートス・プロジェクト（ETHOS）が福島県各地に展開している事実にも注目する必要があります。

「放射線を怖がるから病気になる。怖がらなければ、放射線とともに生きていける！」と説くＥＴＨＯＳ運動の「放射能恐怖症（Radiophobia）」論は、子どもたちに余分な被曝を強いるものであることを、広く知らせる必要もあります。

また、二〇一一年九月福島県立医科大学で日本財団（笹川財団）が主催して開いた国際専門家会議（ＵＮＳＣＥＡＲ、ＩＡＥＡ、ＩＣＲＰ、ＷＨＯ、ＣＥＲＮなどが参加、一〇〇ミリシーベルト論にお墨付きを与えた）の軸になった医師・山下俊一氏の背景に注目することはとりわけ重要です。原爆傷害調査委員会（ＡＢＣＣ）の後を襲った重松逸造・放射線影響研究所三代目理事長は、ＩＡＥＡ事故調査委員長としてチェルノブイリ事故の安全宣言を行いました。長瀧重信同四代目理事長は福島原発事故の安全宣言を行いました。これら二人の医学者の愛弟子的存在である山下俊一氏は、長崎大学から福島県立医科大学に副学長として赴任しました。彼が福島県各地で展開している「年間一〇〇ミリシーベルト大丈夫」論を科学的に批判しなければなりません。原子力分野防護研究センター（CERN）研究員の早野龍五東京大学理学部教授（物理学）や同大学医科研血液内科坪倉正治医師らの現地活動も適正かつ科学的に評価しなければなりません。

WHOの第四代事務局長を一九八八年から一九九八年まで務めた中嶋宏医師は、前述したWHOの憂慮すべき現状について、重要な証言をしています。同じくWHOに感染症の専門内科医として一五年間務めたミシェル・フェルネ（Michel Fernex）氏は、スイスやフランスで展開されている〝Independent WHO〟、すなわち「WHOはIAEAから独立して本来のいのちと健康を守る活動に戻れ運動」の中心となってWHOの独立のために闘っています。また、ドイツ、スウェーデン、ウクライナ、ベラルーシなどチェルノブイリ原発事故被害地で闘ってきた、市民・医師・科学者など先人の研究と運動の経験は、日本の私たちに多くを示唆しています。それらの一端は、上記〝Independent WHO〟を求め、ウクライナの首都キエフで二〇〇一年に開かれたWHO主催国際会議の模様は、ドキュメンタリー映画「真実はどこに？　――放射能汚染を巡って――」（監督：ウラディミール・チェルトコフ（Wladimir Tchertkoff））に見ることができます(6)。

二〇一二年一二月一五日から一七日福島県郡山市でIAEAと日本政府が主催して開かれた「原子力安全に関する福島閣僚会議」は、放射性物質による汚染地域に住み今後も住み続けることを強いられている子どもたちの今後を考える上で、極めて重要な歴史的政治的位置を占めています。すなわち、この会議の要は、IAEAが①日本政府（外務省）②福島県③福島県立医大という三つのパートナーとそれぞれ「覚書」（「取決め」）を交わしたことにも注意せねばなりません。とりわけ看過できないのは、これらの「覚書」（「取決め」）には、前述した一九五九年のIAEAとWHOの協定と同じ構図が見られることです。しかも、今回の「取決め」には「秘密」規定が書き込まれました。これを噛み砕いて言うと、圧倒的に力の強いIAEAが秘密情報だと決めたら福島県立医大は当該情報を公開できないことになるということです。したがってとくに重要な行動は、①日本政府（外務省）②福島県③福島県立医大のそれぞれに、IAEAとの「覚書」（「取決め」）の破棄と情報の全面開示を求めること。(7)(8)

山下俊一氏の後継者的存在である福島医科大学教授・鈴木眞一氏が、山下俊一氏と同様な発言を繰り返していることに注目しましょう。さらに、福島県が行った一八歳以下の子どもに対する甲状腺超音波検査の結果見つかり手術を受け甲状腺がんと診断された三三人と細胞診によってがん疑いとされた四一人のがん発症は、東電原発事故とは関係ないと彼らが発言している事実も重視し、これらの言動を的確に批判すること。一方、前述したように、岡山大学教授・津田敏秀は、これら甲状腺がんの発症はアウトブレイク（大発生）だとして、予防原則に則り適切に対処すべきだと提言しています。疫学者のこの提言を、尊重することも必要です。(9)(10)

おわりに

「脱ひばく」――私たちは、子どもたち次世代にこれ以上の被曝をさせてはなりません。あってはならない、二度と繰り返さないと誓った被曝を起こしてしまった私たちは、今こそ「脱ひばく」で手をつなぎ、日本と世界の子どものいのちを守るために立ち上がるべきです。日本政府は東電などとともに、自らの加害の責任をはっきり認め、被害者に謝罪しなければならないことは、言うまでもありません。

「脱ひばく」を実現するには、法制化と財政的裏付け、多くの労力が必須です。原因者＝東京電力をはじめ東芝、日立、三菱重工、鹿島などゼネコン、大手金融機関などと同時に、国策として原発を推進してきた、もうひとつの原因者＝日本政府が責任を持って進めるべきです。

私たちはまず、「脱ひばくを実現する移住法」制定のために、さまざまな分野の人びとの知恵を総結集し、手をつなぎ歩み出さねばと考えます。

あとがき

二〇一一年の3・11原発大惨事から三年三ヶ月が過ぎ去りました。テレビを見ていると、困ったことは何もなくなり、すっかり以前の生活が戻ったかのようです。エスカレータが止められ、花見を〝自粛〟した三年前がウソのようです。ところが、仮設住宅や借り上げ住宅に避難して、ずっと不自由な生活を強いられている双葉町の人たちは、「今までは夢中だった、やっとこれからのことを、じっくり考えられるときが来たような気がする」と言います。一方、全国各地に避難し、精一杯努力してきたお母さんたちお父さんたちは、疲れが溜まってきているのも事実です。一番の原因は先が見えないこと。もう少し踏みこんで言うと、政府が原発被災者の生活再建の方針を示さないから。原発事故の原因をつくった政府の責任を考えれば、それはいかにも遅すぎる！　そう思われませんか？

被災した人たちは、「子ども・被災者支援法」の制定をはじめ、さまざまな形で政府に働きかけてきました。

「専門家だという人たちにはともに考えてほしいし、助けてくれるのではなく、一緒にこの事態を闘ってほしい」。福島県双葉郡富岡町から東京に避難した市村高志さんは、「自分たちのこれからを、ほかの誰かに勝手にきめられたくはない」と、仲間たちと「NPO法人 とみおか子ども未来ネットワーク」を創りました（山下祐介、市村高志、佐藤彰彦『人間なき復興――原発避難と国民の「不理解」をめぐって』明石書店、二〇一三年、八〇、三〇三頁）。

岐阜県に移り住んだお母さんとお父さんたちは、地元の人びととともに「原発いらない」行動をつづけながら、また、子どもたちも田植えや餅つきをしながら、生活支援を求める活動や裁判の準備を進めてきました。子どもたちは、日に日に元気になってきました。

岐阜県に移り住んだため余分にかかる生活費や交通費をADR（裁判外紛争解決手続：Alternative Dispute Resolution）で国に請求しようとしています。原発は国策でしたから、原発事故の被害は、東電だけでなく、日本政府が償わなければなりません。ところが政府はこのADRを二〇一四年三月一一日で打ち切りにしようとしていました。とんでもない話です。でも全国的な闘いの力は、この打ち切りを延長させました。

福島県が県内外在住の被災者のための借り上げ住宅制度の期限も、一年延長されました。その制度延長を求めて独自に署名活動を行ってきたお母さんお父さんには、朗報です。ひとまずほっとして、嬉しそうでした。

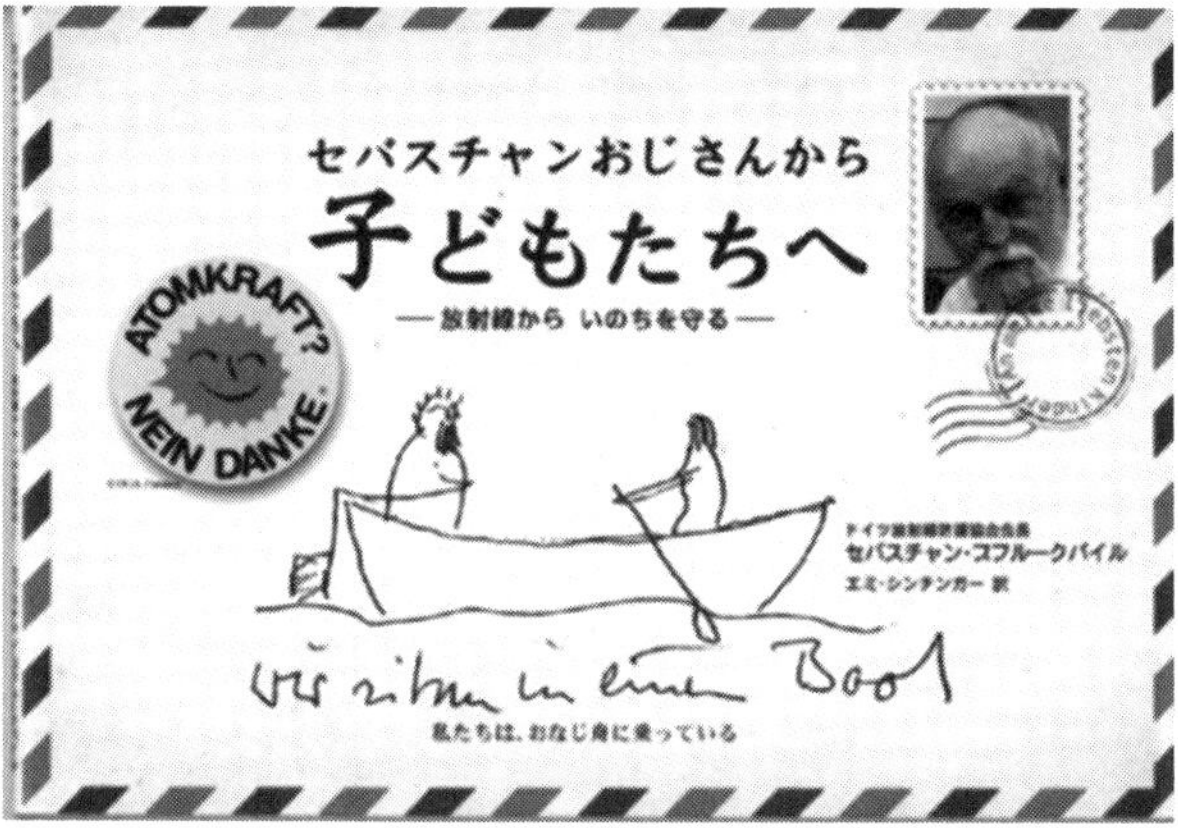

セバスチャン・プフルークバイル著、エミ・シンチンガー訳『セバスチャンおじさんから子どもたちへ―放射線からいのちを守る―』岐阜環境医学研究所刊、旬報社発売、2013年

福島から移り住んできたお母さんお父さん子どもたち七家族二四人は、二〇一四年三月ついに裁判に立ち上がりました。岐阜県の弁護士二六人が、愛知県の弁護団とともにこの裁判を支えます。岐阜とお隣愛知の仲間が連携しながら、動いています。第一回公判は九月二六日です。

こう書いてみて、私は考えるのです。被災した人って誰だろう？　たとえば、全国に流通する食べ物の汚染を考えれば、自分の子や孫も被災者ではないのか？

ドイツの物理学者セバスチャンおじさんは言いました。“Wir sitzen in einem Boot.”（私たちは同じ船に乗っている＝私たちは運命をともにしている）。

努力が足らなかったのは、同じ船に乗っている私の方かもしれない。

そんな想いが、二〇一四年二月一〇日に出版した「健康ノート」（『健やかに生きる――健康ノート 内部被曝からいのちを守る』）にはこめられています。福島東電原発大惨事は決して人ごとではありません。ですから、3・11以降の自分をふりかえり、記憶を掘り起こし、記録するのです。

私たち医師・医療者には、受診患者のカルテを保存することが、義務づけられています。患者さんが初めて受診されたとき、私たちは、今困っている病状のほかに、家族歴、既往歴、職業歴、喫煙歴、アスベスト曝露歴などについて訊かせていただいて、カルテに記録します。患者さんの中には、根掘り葉掘り訊かれて嫌だなと思う方があるかもしれませんが、病状を判断するために必要だから、お訊きするのです。「健康ノート」はその延長線上にあるものだと、私は考えています。

「患者さんの症状や病気だけ診る医者を小医、まるごと人間として診る医者を中医、患者さんの社会的背景まで診る医者を大医という」。中国では、このように言い伝えられてきたそうです。できれば努力して、大医になりたいと、私は思っています。世界保健機関（WHO）は健康をつぎのように定義づけました。「肉体的精神的に良いだけでなく、社会的に良い状態を、健康という」。がんの九〇％以上は、環境にその原因があると言われます。がんの専門医といわれる医師も、このことに異論はありません。私は、がんだけでなく、その他の病気も、自然や社会環境にその原因があると思っています。患者さんでも、すでに気づいている方がいらっしゃいます。でも、中にはまだ気づかなかったり、時が経ったため忘れている方もあります。それらの記憶を記録に残すために、事故当時の気象状況に関するデータなども資料集として付けました。

「適切な経路を示してくれれば、被曝は防げた」。福島県浪江町の馬場有町長は訴えました。二〇一三年一一月二五日福島市で開かれた特定秘密保護法案の地方公聴会での発言です。この公聴会では、七人の公述人全員が特定秘密保護法に対し、反対または拙速はよくないとの意見を述べました。東電原発事故で政府の情報公開が遅れたことへの不信感は強く、「知る権利」をさらに制限する法案への批判が噴出したのです。

ところが、同じ二五日の夜、自民党と公明党は衆院国家安全保障特別委員会の理事会で、二六日に衆院本会議を開くことを強引に決め、翌日の本会議でこの法案を強行採決しました。公聴会とは、一体何だったのでしょうか?!

「全体主義につながりかねないという恐れを抱く」と、前福島県知事の佐藤栄佐久さんは、次のように述べています。

「私は知事在任の途中から、原発に対して批判的な態度をとるようになった。国や東京電力に、都合の悪いことを隠そうとする体質が見え始めたからだ。東電は原発内で起きたトラブルの情報を速やかに地元に伝えず、公開しようともしなかった。原発の問題を指摘する内部告発も、東電と経済産業省に握りつぶされようとしていた。その体質は、福島第一原発事故を経た今でも変わっていないと感じる」（二〇一三年一一月二六日付中日新聞）

全体主義といえば、アーレントの著作『全体主義の起源』（全三巻、一九五一年原著英語初版、一九五五年ドイツ語版、一九七四年大久保和郎、大島かおり訳、みすず書房）が有名です。アーレントは、最近日本でも公開された映画「ハンナ・アーレント」（二〇一二年、マルガレーテ・フォン・トロッタ監督）によって、広く注目を集めました。『全体主義の起源3』第三章の最後（二六七頁）を、彼女は次のように締めくくっています。

「政治的・社会的・経済的な困難が人間らしいやり方で改善できないように見えるとき、全体主義の誘惑はかならず現れて来る。それは、全体主義的政権没落の後にも充分生き残るだろう」

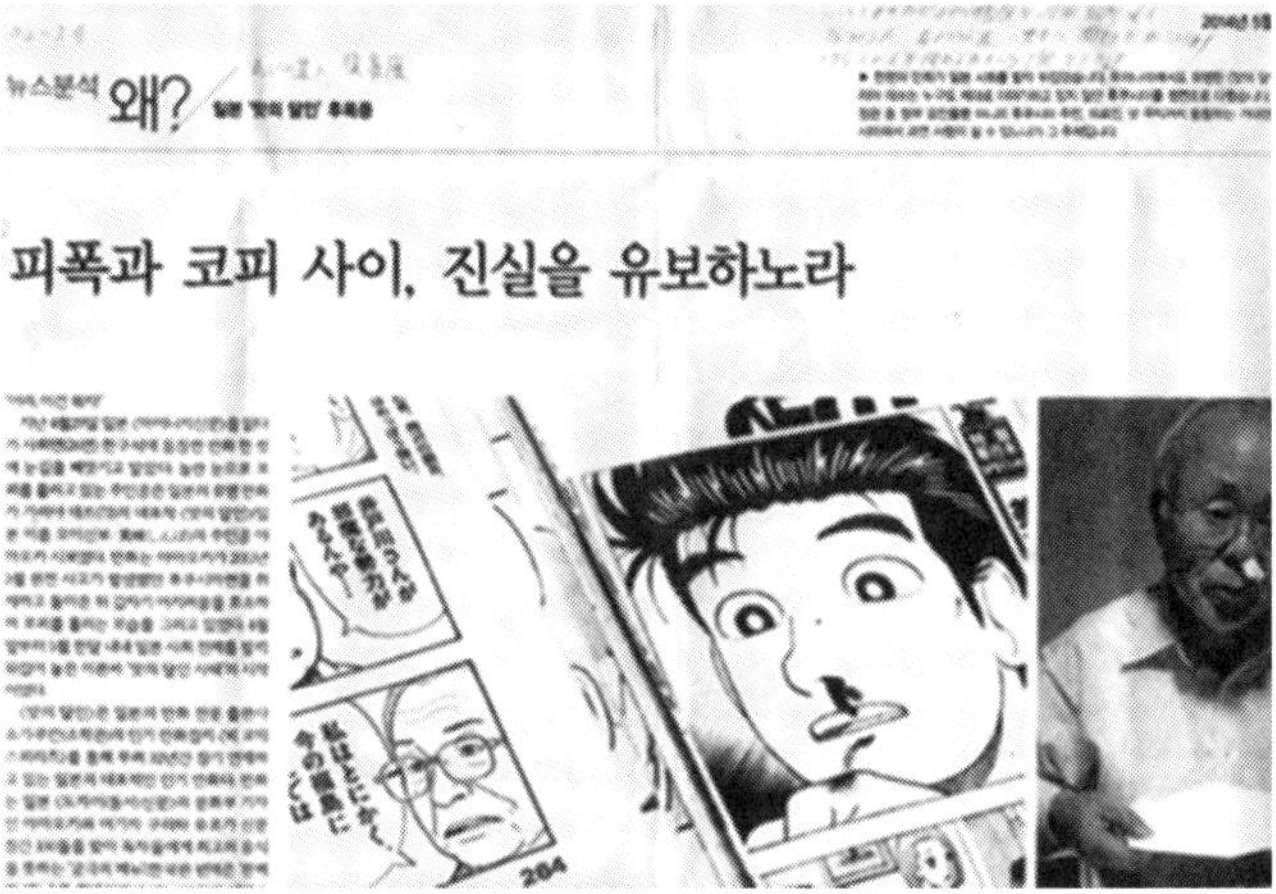
뉴스분석 왜?

피폭과 코피 사이, 진실을 유보하노라

「自分は指示されたことを忠実に実行しただけだ」。

イェルサレムの公判で、ナチス高官のアイヒマンは終始こう主張します。この裁判を傍聴したアーレントは『イェルサレムのアイヒマン―悪の陳腐さについての報告―』（一九六三年英語初版、一九七四年大久保和郎訳、みすず書房）を書き上げます。

今こそ、日本列島を覆い私の中にも巣食う「悪の陳腐さ（凡庸な悪）」と向き合うときではないでしょうか。

ヨーロッパ各国の新聞も、「美味しんぼ」を報道しましたが、二〇一四年五月三一日付韓国のハンギョレ新聞は、ほぼ一面を使って伝えました。

見出しは「被曝と鼻血との関係、真実を留保するのか」「一片の漫画が社会をひっくり返しました。韓国でも人気のマンガ作家雁屋哲は誰も語ろうとしない福島を正面から扱いました。福島の驚くべき状況が、政界、政府役人、医療人、右寄りの人たちの間で大きな論争を起こしています。フクシマに人は住めるのかという論争です」。

『週刊金曜日』は、各界からの一方的な攻撃にさらされていた「美味しんぼ」作者と登場者のひとりである私に反論の機会を与えてくださり、私の論考は九九三号（二〇一四年五月三〇日）に三頁にわたって掲載されました。「美味しんぼ」編集部も、私にビッグコミックスピリッツ二五号（二〇一四年六月二日）への執筆の機会をくださいましたので短い原稿を送りましたが、それは結果的に掲載されませんでした。以下にその原稿を転載します。

3・11事故現場から生活環境に放出された大量の人工放射線微粒子とガスは、今も出つづけ県境では止まりません。宮城県南隣、福島県相馬市でセシウム137（137Cs）の一〇〇分の一のストロンチウム90（90Sr）を検出。呼吸や飲食で体内に入ったストロンチウム90は、骨や歯や骨髄に沈着。セシウム137の何百倍も長い時間排出せず、周りの細胞を数十年間照射、骨髄中の血球幹細胞を障害しつづけます。私たちの細胞六〇兆個の元はたった一個の細胞＝受精卵。約一〇ヶ月で脳眼鼻耳手足心肝などの細胞に分化します。胎児は放射線感受性が高いことを学校で教えるべきです。人工放射性物質はゼロ！　放射性汚染物の処理は東電事故現場一点集中が原則。アスベストや有害化学物質との複合汚染調査が不可欠。「脱ひばく」子どもを守れ！

最近驚いたのは、二〇一四年六月二一日付の中日新聞に掲載された「『福島の真実』？」と題された玄侑宗久氏の文章です。

曰く「……双葉町の元町長だった井戸川克隆氏が作中とんでもないことを言いだす。『福島では同じ症状の人が大勢いますよ。言わないだけです』。そして一緒に福島に同行した二人も『自分も鼻血は出た』と同調し、かくて福島では鼻血が出やすいけれど、それが隠されているという『真実』ができあがっていたのである」。そして「双葉町の抗議文にもあるように、そもそも事実に反している」と断定し、「自分たちに都合の良い嘘」、「しかしいずれも急性被曝とは考えられない以上、むしろ甚大なストレスを疑うのが医学的な常識というものだろう」と決めつける。結びは「ああ、谷岡ヤスジ氏の『鼻血ブー』という、長閑な驚きが懐かしい」との軽口で締めくくったのです。

本書の中でもふれたように「鼻血」という症状を訴えている人たちが現に大勢存在し、チェルノブイリの健康被害調査でも「鼻血」はひとつの重大な症状であると指摘されているのに、この決めつけはいかがなものでしょうか。

人びとの苦しみが少しでも分かれば、このような発言はできないと考えます。双葉町の疫学調査報告書くらいは読んだ上で発言されると思ったのも、はずれだったようです。玄侑氏の他者《ひと》を見くだした無神経この上ない軽口に悲哀と怒りの気持ちを訴えた知人が何人かいます。

というわけで、今回このような形で執筆の機会をつくってくださり、編集の労をとってくださった花伝社社長平田勝さんに、あらためて、感謝の言葉を申し述べる次第です。

（二〇一四年六月一八日記）

資料編

1 親愛なる子供たちへ――セバスチャン・プフルークバイル（ドイツの物理学者）

2 肥田舜太郎の上手な生き方と健康法（肥田舜太郎）

3 ドイツ放射線防護協会の提言――ドイツ放射線防護協会（www.strahlentelex.de）

4 ＩＰＰＮＷ理事会の声明：国連特別報告者の「フクシマ被曝問題報告書」（グローガー理恵：ドイツ在住）

1　親愛なる子供たちへ――セバスチャン・プフルークバイル（ドイツの物理学者）

私たちは君たちのお母さんであり、お父さんであり、おばあさんであり、おじいさんでもあります。

私たちは熱心な市民であり、科学者でもあります。

私たちはこの美しい猪苗代で、一緒にはたらき、そして深く考えるために二日間集まりました。

私たちは、ここの自然のすばらしさに心を奪われています。大きな湖が見え、窓からは濃い緑の山々が見えます。

冬には多くのウインタースポーツ愛好者が集まるとも聞いています。

私たちのほとんどは日本各地から来ました。そして多くが福島県内から来ました。

またいく人かは、飛行機に乗ってはるばるヨーロッパから来たのです。それはとても長い旅でした。

私たちがここに集まった理由は、じつは君たち子どもたちにあります。

私たちは、君たちや君たちの子どもたちが、元気に成長することを願っています。

君たちは皆あの大きな地震のこと、津波のこと、そして福島第一原発の事故のことを知っていますよね。あの時本当にたくさんの危険な物質が空気と海の中へ流れ出たのです。それは、放射性物質で、見ることも匂いをかぐこともできないものです。それが危険なのです。見えないから、深い水たまりをよけるようにその周りをよけて通ることはできません。この物質は地面に落ちて植物に入っていきます。動物がそれらの植物を食べ、その物質で汚れた水を飲みます。私たちがそのような植物や動物を食べると、この小さな放射性物質は、私たちの体に入って来ます。たくさんの動物や植物がそのため病気になりますが、私たちもそのことによって病気になるかもしれないのです。私たちのうちの何人かは、今どのような食べ物を食べてはいけないのかを明らかにしようとしています。それはとても大切なことです。

私たちは、誰もが息をしなければなりません。空気の中にも放射性の物質はただよっています。私たちが空気を吸って、この物質が肺の中にとどまってしまうととても危険です。

君たちに何を食べさせたらよいのかこんなに考えなければならないことに、君たちと私たちが毎日、毎時間吸っている空気について、こんなに考えなければならないことに、私たちは怒り、そして悲しんでいます。

君たちは、きっと自分自身にたずねるでしょう。そのように危険な物質を出す原子力発電所を、なぜ動かすのか？と。

同じことを私たちも自分自身にたずねています。答えはわりと簡単です。

それでとてもとてもたくさんのお金をもうけることができるからです。君たちの家にはコンセントや電気があって、もしかしたら家には温かい便座があり、はやい新幹線にも乗ったことがあるでしょう。日本では電気の一部が原子力発電所で作られているのです。みんな電気が必要で、そのためにたくさんお金を払うのです。そのことによって原子力発電所はお金持ちになるのです。だから原子力発電所は、電気がなければ私たちはまったく生活できない、原子力発電所を動かしておかなければ、私たちは凍えてしまうか、暑くて汗をかいてしまうと、よろこんで説明するのです。でも、私たちが毎日必要としている電気を作る、ほかのたくさんのやり方があるのです。日本ではそうしたやり方は特にうまくいくでしょう。逆に原子力発電は日本では特に危険です。原子力発電所は地震に弱いし、ほとんど全部が水辺に建っていて、そこには津波が来る可能性があるのです。

君たちの何人かは、きっともうチェルノブイリという名前を聞いたことがあるでしょう。チェルノブイリはウクライナにあって、そこで二六年前、とても大きな原子力発電所の事故があったのです。放射性の細かい粒は、空高くまで噴き上げられ、多くの国のたくさんの人に影響を与えました。運の良いことに、あの時日本は、あまり影響をうけませんでした。あの頃私たちは、こんなことは二度と起こってはならない、と思ったのです。あの頃ヨーロッパで、私たちは自分たちの子どもたちに何を食べさせたらよいか悩んでいたのです。あの頃私たちはとても怒っていました。でもあれから時間がたって、私たちはあの怒りを少し忘れかけていました。ところが福島の事故がすべてを呼び覚ましたのです。

ドイツやほかの国々で、たくさんの人々が通りに出て抗議をしました。それによってたとえばドイツでは原子力発電所が止められることになりました。一度に全部ではないですが、ともかく止められることになったのです。

今、東京や大阪や日本のたくさんの町で、大きなデモが行われています。人々は、止められている原子力発電所は、止めたままにしておいてほしいと思っているのです。一度止まった原子力発電所が再び動かされようとしていることに反対しているのです。今、君たちのためにここに集まって話し合っていなければ、私たちもきっと彼らと一緒に通りに出ているでしょう。

残念ながら私たちには、すぐに日本中の原子力発電所を止めるように命令するだけの力はありません。でも私たちは、もっともっと多くの人々が勇気をもって、原子力発電所についてどう思っているのか、声を出して語ってくれることを願っています。君たちのお母さんは、君たちが公園で遊んでよいか、何をお昼に食べさせたらよいか、君たちがすでに放射線で病気になっているのではないか、と考えることを喜んでいると思いますか？　お父さんが危険な地域に残って働かなければならず、お母さんが君たちを連れて安全な地域に行くことを、お父さんやお母さんが喜んでいると思いますか？　政治権力は、いつでも、実際に、何とか長く政権の座にとどまろうとします。しかし、どんな政権も、市民の意思に反して長い間支配を続けることはできません。

君たちが大きくなっても、福島で起こったこと、君たちが経験したことは忘れないでください。誰にも君たちに嘘をつくのを許さないで、君たちの頭を使って考え、真理を探究してください。そしてそれは、君たち自身の力で行ってほしいのです。

私たちには力はありませんが、真実を述べるのに力は必要ありません。

私たちは君たちに、これからも私たちができる限り真実を探し求め、語り続けると約束します。

私たちは君たちに、あきらめないと約束します。

私たちは、私たちがやり遂げられなかったことを、君たちがやり遂げてくれると信じています。

そして君たちの子どもたちがいつか聞くでしょう。

あのころの放射能ってなんだったの？と。

私たちの会議が終わるにあたって、私たちは、君たちへの手紙についても話し合いました。

この手紙は、君たちと未来へのかけはしです。

君たちがこれらすべてについてどう思うか、私たちが君たちと語り合うことができたら、本当に素晴らしいだろうと思います。

心を込めて

二〇一二年六月二四日　市民科学国際会議にて
セバスチャン・プフルークバイル

2　肥田舜太郎の上手な生き方と健康法（肥田舜太郎）

放射線被曝とがんについて

放射線には強い発がん性があります。今でも広島・長崎の被爆者の多くががんで亡くなっている事実はそのことを明確に裏づけています。がんには完全な治療法がありませんが、検査方法と技術の進歩で、早い時期にがんを発見し、手術や治療できれば、かなりの者が死を免れるようになりました。がんは早く見つけて処置する以外、うまい手はありません。何をさておいてもがん検診を確実に受けることが絶対に必要です。次の人たちはとくに気をつけて検診を受けましょう。ただし、必ずがんになるというのではなく、発がんの確率が高いと言われているのです。

①　福島第一原発の爆発後、数日以内に爆心地付近にいた人。救援、家族の捜索などのため、相当時間、現地に滞在した人。
②　直後に、急性症状（脱毛、おう吐、紫斑、下痢など）を体験した人
③　腫瘍、新生物疾患にかかった人
④　原因不明の症状が長く続いた人
⑤　いわゆる〝原爆ぶらぶら病〟（ロシアでは、〝放射能疲れ〟）の症状が長く続いた人
⑥　幼児期、少年少女期に被曝した人

検査・治療の上手な受け方

① 痛み、しびれ、かゆみ、めまい、ふらつきなど、毎日の生活の中でからだに感じるどんな小さな症状でも、いつから、どこに、どんな風に感じたか、忘れないように書いておく。

② どんなことでも相談できる懇意な主治医をもつこと。

③ 自分の症状を主治医に報告すること。いまの自分の病気の現状、治療の方針と内容、今後の見通しなどについて、主治医からよくわかるまで説明を受け、納得すること。

④ 例えば内科で診療を受けていて、腰が痛いなどの症状が現れたとき、自分の判断で勝手に整形外科に受診をするのでなく、必ず主治医に相談をし、紹介状をもらってからかかるようにすること。そうしないと、内科での診断や治療を知らない他科の専門医が、併用してはならない薬を使って思わぬ危険を招くことがあります。紹介状を書くのを嫌がる医師は転医をおすすめします。

⑤ 検査データは患者本人のものです。記録のためにもデータをもらうようにしましょう。

上手な養生の仕方

① 病気の養生には時によって、薬よりも食事、睡眠、排尿、排便、運動、仕事、性生活、趣味などが大きな影響をもつことがあります。このことをいい加減にせず過ごしましょう。

② せっかく医療をうけるのですから、薬と注射だけに頼る一方的なかかり方でなく、医師や看護師から、治療の上で必要な養生について尋ねて教えてもらい、自分から病気に積極的に立ち向かいましょう。

③ 薬が多すぎると思う時は、遠慮せずに「絶対に飲み忘れてはいけない薬はどれですか」と聞いておき、

それだけは勝手に減らしたり、中断しないで飲み続けましょう。

④ 薬を飲んでいて、変な感じがしたり、気分が悪くなったら、飲むのをやめて医師に相談しましょう。我慢して飲み続けるのは危険です。黙ってやめると、薬の副作用か、病状の変化なのかがわからず、医師が次に処方するときに困ることになります。

食事について

① 片寄らない食事をすること。野菜、肉、魚、その他、できるだけ多くの種類を食べましょう。

② コレステロールを気にする人が多いのですが、コレステロールには善玉、悪玉と何種類もあって複雑です。食物からとるだけでなく、体内でも作られるのですから、ひと品だけを大量に食べず、何種類もの副食を少量ずつ食べるようにすれば心配はいりません。自分に適量の一日の総カロリーを超えないようにしましょう。

③ 塩味をうすくすること。やさしいようで一番難しいことです。本人と実際に食事をつくる人が、舌で味を覚えないとうまくいきません。

④ 以上のことに注意して、「あれはダメ」「これもダメ」と堅苦しくならず、気楽に楽しく食べましょう。最近の食事は栄養が多すぎる傾向があるので、食べ過ぎないようにしましょう。

運動について

① 運動は長く続けることで効果があります。急に思い立ってはじめても三日坊主で終わってはかえって

害になるかもしれません。短時間でもよいから、毎日規則正しく、根気よく続けましょう。

② 苦しいのをこらえて頑張ったり、勝敗にこだわってはなりません。ニコニコ笑いながら楽しんでやりましょう。

③ 家の内外の掃除、ものを作る、歩いて買い物に行くなども、よい運動です。「からだを鍛えよう」「もっと強くなろう」と思わず、体力、骨、筋肉の力を使うことで落とさないようにしましょう。

④ 病気治療中の人は、「どんな運動をどの程度したらよいか」を主治医に相談をし、しどうしてもらいましょう。

⑤ 年を取ったら、いきなり勢いよく運動を始めず、ゆっくり準備体操をし、全身を柔らかくほぐしてから行いましょう。

おすすめの三つの運動

① 散歩

誰にでもでき、安全で効果の大きい運動は「歩く」ことです。自動車の少ない道を選び、少し早足でうっすら汗をかく程度に歩きましょう。

② 全身の関節運動

上半身―くび、肩、ひじ、手首、手指

下半身―腰、もも、膝、足首、足指

以上の全部（動くところは全部）を一つひとつ、前後、左右、上下に伸ばし、回してください。普段はどの関節も動く範囲をいっぱいまで動かすことはなく、ほとんど動かさないものもあります。すべての関節を全部、一日一回動く範囲いっぱいに動かしましょう。とくに足の指の関節は動かすことがないので、夜、寝床の中で曲げ伸ばし、指開きをやりましょう。関節の全部の運動をやると結構いい運動になって、眠れない時は効果的です。

起きがけと寝る前に全部の「関節」を動かしましょう。

③　腹式呼吸

ア．「正座」「あぐら」「椅子に腰かけて」「仰向けに寝て」の、どの姿勢でもかまいません。楽な姿勢で行いましょう。

イ．からだを楽にし、両手をへその下にあて、肩の力をぬき、静かに息をととのえます。

ウ．口をすぼめ、胸と腹からフウーッと音をさせてゆっくり息を掃出し、腹を思いっきりへこませて最後の空気まで吐ききります。

エ．間髪を入れず、下腹、尻、太ももの筋肉を一気に緊張させて力を入れ、肛門（尻の穴）をギュッと締めます。

オ．次に鼻から勢いよく息を吸い込み、胸（肺）だけでなく、腹の底までいっぱいに空気を満たします。

カ．次は再び口をすぼめ、肺と腹からゆっくり息を吐き出し、腹をへこませて最後まで空気を吐き切ります。

キ．同時に（エ）の要領で肛門を締めます。

ク．以上の腹式呼吸を一〇回くりかえしましょう。この運動では、（エ）の「肛門締め」が一番大事なかなめです。

普通に息をしている時は、肺の中の空気は三分の一しか入れ替わらず、古い空気が大量に肺に残りますが、腹式呼吸では新鮮な酸素が肺から血液に行き渡って全身に活力をみなぎらせます。

また年をとると男も女も膀胱と尿道の括約筋の収縮力が衰えて、知らず知らずに尿を漏らすようになりますが、この「肛門締め」運動を繰り返すことで、尿道の括約筋の収縮力が保たれ、「お漏らし」が自然になくなるというおまけまであるのがたまらないところです。

健康を維持するために

①　毎日、水をたくさん飲む
毎日水をたくさん飲むことで、血液のサラサラ度が保たれます。ただし寝てからの小用が増えないよう、午前中に多く飲むのがよいでしょう。

②　右利きの人は左手を、左利きの人は右手を使う
脳は左右二つに分かれていて、利き腕と反対側の脳が主に働いていると言われています。歳をとると毎日何万という脳細胞が死んで減っていきます。ほかの内蔵の細胞は寿命が短く、絶えず新しい後継を作って死に変るのですが、脳細胞は受胎したときの卵子に用意された数十億の脳細胞が、途中で生まれ変わらず、そのまま働き続けます。毎日何万個と死んでも数が多いので、一二〇歳くらいまでは十分間に合う数があるので心配はいらないそうです。

死んで減っていくのは主に利き腕と反対側の脳で、反対側のあまり使わない脳には若い状態の細胞が

たっぷり残っていますはじめはなれないので上手に使えませんが、練習すればかなりのことは出来るようになります。毎日一回、利き腕と反対側の手で自分の名前を書く練習をするようにしてみましょう。

③　全く新しいことを始めましょう

未経験なことに挑戦して失敗し、その原因を探求し、工夫して再挑戦する。それを繰り返すことで脳細胞が刺激され、緊張し、目いっぱい活動して命を活性化させます。新しいことを始めること、それが脳の老化を防ぐ秘訣です。「何々をしなければならない」という人間の精神作用は、何十億の脳細胞が電光石火の速さで行う複雑な生化学的な働きです。生きがいを持つことは、からだの健康状態で決まるその人の寿命を、もうひとまわり長くする働きをするそうです。

以上のことをやり遂げるための「こつ」

①　資本《もとで》をかけること

健康で長生きをしようという大事業をやるのですから、「ただ」ではできません。「もとで」が要ります。それはあなたの「決意」と「努力」です。

②　何が起こっても「続ける」こと

三日坊主はやめましょう。一回しかない人生です。見事にやり遂げて、次世代が誇りにできる人生を送りましょう。

③　困難があっても生き続けること

内部被曝はどうして起こったのか。低線量放射線内部被曝の生き証人として生き続け、原発事故を起こした東京電力と日本政府の責任を問うこと、そして核による支配をなくすことです。私たちに続く子や孫の未来のためです。

3　ドイツ放射線防護協会の提言――ドイツ放射線防護協会（www.strahlentelex.de）

（二〇一一年三月二〇日）

日本における放射線リスク最小化のための提言

ドイツ放射線防護協会と情報サービス放射線テレックスは、福島原発事故の発生後の日本において、放射線核種［いわゆる放射性物質：訳者注］を含む食物の摂取による被ばくの危険性を最小限に抑えるため、チェルノブイリ原発事故の経験をもとに下記の考察・算定を行い、以下の提言を行う。

1．放射性ヨウ素が現在多く検出されているため、日本国内に居住する者は当面、汚染の可能性のあるサラダ菜、葉物野菜、薬草・山菜類の摂取は断念することが推奨される。

2．評価の根拠に不確実性があるため、乳児、子ども、青少年に対しては、一キロあたり四ベクレル以上のセシウム１３７を含む飲食物を与えないよう推奨されるべきである。成人は、一キロあたり八ベクレル以上のセシウム１３７を含む飲食物を摂取しないことが推奨される。

3．日本での飲食物の管理および測定結果の公開のためには、市民団体および基金は、独立した放射線測定所を設けることが有益である。ヨーロッパでは、日本におけるそのようなイニシアチブをどのように支援できるか、検討すべきであろう。

考察と算定

以下の算定は、現行のドイツ放射線防護令の規定に基づいている。

飲食物を通じた放射性物質の摂取は、原子力災害後、長期間にわたり、身体にもっとも深刻な影響を与え続ける経路となる。日本では、ほうれん草一キロあたり五万四〇〇〇ベクレルのヨウ素131が検出されたが、こうしたほうれん草を一〇〇グラム（〇・一キログラム）摂取しただけで、甲状腺の器官線量は次のとおりとなる（*1）。

乳児（一歳未満）：甲状腺線量二〇ミリシーベルト（*2）
幼児（一～二歳未満）：甲状腺線量一九・四ミリシーベルト（*3）
子ども（二～七歳未満）：甲状腺線量一一・三ミリシーベルト（*4）
子ども（七～一二歳未満）：甲状腺線量五・四ミリシーベルト（*5）
青少年（一二～一七歳未満）：甲状腺線量三・七ミリシーベルト（*6）
大人（一七歳以上）：甲状腺線量二・三ミリシーベルト（*7）

二〇〇一年のドイツ放射線防護令第四七条によれば、原子力発電所通常稼働時の甲状腺器官線量の限界値は年間〇・九ミリシーベルトであるが、上に述べたような日本のほうれん草をわずか一〇〇グラム摂取するだけで、すでに何倍もこの限界値を超えることになる。原発事故の場合には、同第四九条によれば、甲状腺線量は一五〇ミリシーベルトまで許容されるが、これはいわゆる実効線量七・五ミリシーベルトに相当する(*8)。

それゆえ日本国内居住者は、当面、汚染の可能性のあるサラダ菜、葉物野菜、薬草・山菜類の摂取を断念することが推奨される。

ヨウ素131の半減期は八・〇六日である。したがって、福島原発の燃焼と放射性物質の環境への放出が止まった後も、ヨウ素131が当初の量の一%以下にまで低減するにはあと七半減期、つまり二ヶ月弱かかることになる。五万四〇〇〇ベクレルのヨウ素131は、二ヶ月弱後なお約四二二ベクレル残存しており、およそ一六半減期、つまり四・三ヶ月(一二九日)後に、ようやく一ベクレル以下にまで低減する。

長期間残存する放射性核種

長期的に特に注意を要するのは、セシウム134(半減期二・〇六年)、セシウム137(半減期三〇・二年)、ストロンチウム90(半減期二八・九年)、プルトニウム239(半減期二万四〇〇〇年)といった、長期間残存する放射性物質である。

通常、二年間の燃焼期間の後、長期間残存する放射性物質の燃料棒内の割合は、

セシウム137:セシウム134:ストロンチウム90:プルトニウム239

=一〇〇:二五:七五:〇・五

である。

しかしチェルノブイリの放射性降下物では、セシウム137の割合がセシウム134の二倍にのぼるの

が特徴的であった。これまでに公表された日本の測定結果によれば、放射性降下物中のセシウム１３７とセシウム１３４の割合は、現在ほぼ同程度である。ストロンチウム９０およびプルトニウム２３９の含有量はまだ不明であり、十分な測定結果はそれほど早く入手できないと思われる。福島第一原発の混合酸化物（ＭＯＸ）燃料は、より多くのプルトニウムを含んでいるが、おそらくそのすべてが放出されるわけではないだろう。ストロンチウムは、過去の原発事故においては、放射性降下物とともに比較的早く地表に達し、そのため事故のおきた施設から離れるにつれて、たいていの場合濃度が低下した。したがって、今回の日本のケースに関する以下の計算では、

セシウム１３７：セシウム１３４：ストロンチウム９０：プルトニウム２３９の割合は、

一〇〇：一〇〇：五〇：〇・五

としている。

したがって、二〇〇一年版ドイツ放射線防護令の付属文書Ⅶ表1にもとづく平均的な摂取比率として、一キロにつき同量それぞれ一〇〇ベクレルのセシウム１３７（Cs-137）とセシウム１３４（Cs-134）、およびそれぞれ五〇ベクレルのストロンチウム９０（Sr-90）と〇・五ベクレルのプルトニウム２３９（Pu-239）に汚染された飲食物を摂取した場合、以下のような年間実効線量となる。

乳児（一歳未満）：実効線量六ミリシーベルト／年（*9）
幼児（一〜二歳未満）：実効線量二・八ミリシーベルト／年（*10）
子ども（二〜七歳未満）：実効線量二・六ミリシーベルト／年（*11）

子ども（七〜一二歳未満）：実効線量三・六ミリシーベルト／年（*12）
青少年（一二〜一七歳未満）：実効線量五・三ミリシーベルト／年（*13）
成人（一七歳以上）：実効線量三・九ミリシーベルト／年（*14）

現行のドイツ放射線防護令第四七条によれば、原子力発電所の通常稼働時の空気あるいは水の排出による住民一人あたりの被ばく線量の限界値は年間〇・三ミリシーベルトである。この限界値は、一キロあたり一〇〇ベクレルのセシウム１３７を含む固形食物および飲料を摂取するだけですでに超過するため、年間〇・三ミリシーベルトの限界値以内にするためには、次の量まで減らさなければならない。

乳児（一歳未満）：セシウム１３７ 一キロあたり五・〇ベクレル
幼児（一〜二歳未満）：セシウム１３７ 一キロあたり一〇・七ベクレル
子ども（二〜七歳未満）：セシウム１３７ 一キロあたり一一・五ベクレル
子ども（七〜一二歳未満）：セシウム１３７ 一キロあたり八・三ベクレル
青少年（一二〜一七歳未満）：セシウム１３７ 一キロあたり五・七ベクレル
成人（一七歳以上）：セシウム１３７ 一キロあたり七・七ベクレル

評価の根拠に不確実性があるため、乳児、子ども、青少年に対しては、一キロあたり四ベクレル以上の基準核種セシウム１３７を含む飲食物を与えないよう推奨されるべきである。

成人は、一キロあたり八ベクレル以上の基準核種セシウム137を含む飲食物を摂取しないことが推奨される。

国際放射線防護委員会（ＩＣＲＰ）は、そのような被ばくを年間〇・三ミリシーベルト受けた場合、後年、一〇万人につき一～二人が毎年がんで死亡すると算出している。しかし、広島と長崎のデータを独自に解析した結果によれば(*15)、その一〇倍以上、すなわち〇・三ミリシーベルトの被ばくを受けた一〇万人のうち、およそ一五人が毎年がんで死亡する可能性がある。被ばくの程度が高いほど、それに応じてがんによる死亡率は高くなる。

［付記：チェルノブイリ原発事故後の経験に基づいてなされた本提言の厳しい内容と比べると、日本政府によって出されて来ている様々な指針・見解は、いかに放射線リスクを過小評価したものかが際立ちます。本提言は、三月二〇日の時点で出されたものであり、また、日本での地域的な違いが考慮されていないなどの制約があるかと思いますが、内部被曝を含めた放射線リスクの見直しの一助となることを心より願います。なお、傍点部分は、原文の意図を表現するため、ドイツ側関係者の了承のもと訳者が追加したものです。

この日本語訳は、呼びかけに直ちに応じてくださった以下の方々のご協力で完成したものです。心よりお礼申し上げます。ただし、翻訳の最終的責任は松井（英）と嘉指にあります。（敬称略・順不同）内橋華英、斎藤めいこ、佐藤温子、高雄綾子、中山智香子、本田宏、松井伸、山本堪、brucaniro、他二名。

松井英介（岐阜環境医学研究所所長）

嘉指信雄（ＮＯ ＤＵヒロシマ・プロジェクト代表）

4　IPPNW理事会の声明：国連特別報告者の「フクシマ被曝問題報告書」（グローガー理恵：ドイツ在住）

五月二四日、国連人権理事会の特別報告者、アナンド・グローバー氏の「フクシマ被曝問題に関する調査報告書―健康への権利」が公表されました。この報告書について、IPPNW（International Physicians for the Prevention of Nuclear War：核戦争防止国際医師会議）理事会が大変に興味深い声明を出しています。この声明はグローバー氏の勧告を大いに支持する一方、特定のコメントも付け加えています。

注目すべきことは、IPPNWがこの声明の中で、被災者の被曝量を最小化するためには、もっと大きなスケールで広範囲に及び被災者を移住させる以外に適切な代替案はないと明言していることです。このIPPNWの見解は正に、「ふくしま集団疎開裁判」の訴えに、そして松井英介医師による「脱被曝を実現する移住法制定への提言」と共鳴しています。「被曝しない権利」は「人間として当たり前の権利」であり、被災者の「健康への権利」、「移住への権利」へと繋がります。

私はぜひ、このIPPNWの声明を皆様と分かち合いたいという一心で日本語訳に取り組みました。

原文へのリンク（英文）です。：

http://peaceandhealthblog.com/2013/06/05/fukushima-disaster/

また、特別非営利活動法人「Human Rights Now」の翻訳チームの方々が国連報告者、グローバー氏の報告書を和訳して下さっています。和訳へのリンクです。：

http://hrn.or.jp/activity/srag.pdf
毎日新聞が、この特別報告者の報告書についてリポートしています。そのリンクです。：
http://mainichi.jp/select/news/20130524k0000e040260000c.html

フクシマ原子力災害の終息への道程は長い
IPPNW Peace & Health Blog（２０１３年6月5日付）（日本語訳：グローガー理恵）

ＩＰＰＮＷ理事会は、二〇一一年三月一一日、フクシマで発生した原発災害によってもたらされた、現在も進行中の公衆衛生の危機について次のような声明を出した。この声明は、国連特別報告者、アナンド・グローバー（Anand Grover）氏の「健康への権利」に関する報告書に言及している。このアナンド・グローバー氏の報告書は、人権高等弁務官事務所によりアクセス可能となっている。

日本で進行中の原子力災害と国連特別報告者が国連人権理事会に宛てた「健康への権利」に関する報告書について　ＩＰＰＮＷ理事会の声明
二〇一三年五月三〇日、ドイツのヴィリンゲン‐シュヴェニンゲン（Villingen-Schwenningen）にて

我々は、フクシマ原子力災害がもたらす、現在も進行中であり長期間に亘っての影響も懸念される健康被害に関して重要な勧告を与えてくれているアナンド・グローバー氏の報告書を心から歓迎する。
もし日本政府が、この勧告通りの対応措置を遂行するとしたら、原子力災害による有害なインパクトを

この時点で、また後世のためにも著しく減じることになり、多くの被災者の生活および健康を改善することになるだろう。

我々は、日本政府が災害に対応する上で、公衆衛生と安全を政府の最優先事項としなかった明らかな証拠に、ただならぬ不安を覚えている。政府は、日本市民を守るという自らに課された最高の義務を果たすことが出来なかったのである。この政府の失敗を矯正することが緊急に必要である。

フクシマ原子力災害が終息するまでの道は遠い。放射能は周辺の土壌そして海洋へと漏出し続けている。フクシマ現場においては、莫大な量の放射能汚染された冷却水が蓄積されていっている。当座しのぎに設置された冷却システムの故障が何度も発生している。莫大な量の放射能が含まれた損壊した原子炉（複数）や使用済み燃料プール（複数）は、更なる地震、津波、台風もしくは故意の損傷に対して余りにも脆弱である。いつ何時、破滅的な放射能放出が、また新たに起こるかもしれないという可能性もある。この危険性を除去するためには、まだまだ何十年もかかることであろう。日本国内に存在する他の原子力発電所も福島第一原発と同様に脆弱である。

電離放射線は人間、植物そして動物の健康に特有のリスクをもたらす。人間や他の生物の健康を結合する「One Health（ワン・ヘルス）」[1]に対するリスクである。それは（電離放射線は）、無差別で見境なく、目に見えず、境界を越え広まっていき、被曝をした人々の残りの人生ばかりでなく被爆者の子孫、後世までにも健康被害をもたらしていく。それ故に、フクシマ災害は世界的な問題である。この特別報告者の調査報告のように、災害が提起しているチャレンジやニーズに絶えず取り組んでいく、独立した国際的な係わり合いは重大なことである。我々は、特別報告者や国連人権理事会、その他の国際的機関が、公衆衛生の状況に、また日本で今も続いている原子力災害のニーズや対応に引き続き取り組んでいくこと、更に特別報告担当者の勧告に対する日本政府の反応を監視し続けていくことを願っている。

我々は、日本政府が国連特別報告者の勧告や日本国会によって設けられた福島原子力発電所事故調査委員会（国会事故調査委員会）による勧告を最優先課題として遂行することを要求する。

特定の勧告

我々は、特別報告者による勧告について次のような特定のコメントを記する。

原子力災害緊急対策

特別報告者は、緊急対策計画の定期的更新と伝達を勧告している。

① 災害に関する情報の即時公開
② 迅速な安定ヨウ素剤の配布
③ 放射線モニタリングと予測データの効果的で敏速な使用。

我々はこれに同意する。世界中からの、利用可能な最も優れた専門技術／知識と設備機器を用いて、損傷された福島第一原発からの更なる放射線放出を防ぐことが緊急に必要である。できるだけ多くの使用済み燃料を取り除き、それらをできるだけ迅速に乾式貯蔵容器に収容することが必要である。

絶えず続いている放射能放出のリスクがあるのはフクシマだけではなく、日本に存在する他の多くの原子力発電所にもある。それ故に、改善された緊急時計画や遂行すべき方策を速やかに打ち立てるべきである。これには、原子力発電炉に近接する学校や地域社会には前もって安定ヨウ素剤を分配しておくことや地域避難のための計画および訓練も含まれるべきである。

現在のそして未来の日本市民のために、更なる破滅的な放射線放出のリスクを減少させるのに最も効果的な方法は、日本にある原子力発電炉を永久に閉鎖することである。原子力災害から二年間以上に亘り、実質的には全ての原子力発電炉が閉鎖され、しかも電力不足に対する何の準備もなかった日本が、電力不足を避けることに成功したということは、国内の全ての原子力発電炉を永久閉鎖することが実現可能なことであることを証明している。

被災者の健康のモニター、そして放射線被曝に関する規定方針

健康のモニターに関して特別報告者は、年間の追加積算放射線被曝量が【一ミリシーベルト】を超える区域に住む、子供たちも含めて、全ての住民を対象にした包括的および長期的な集団検診を勧告している（目下のところ、子供たちを対象にした検診は甲状腺検査のみに限られている）。

① 健康調査の適用範囲をもっと広めることを為し遂げること。
② 福島県外も含めて、内部被曝を査定するための全身放射線測定器へのアクセスに限定がないこと。
③ 住民の一人一人が、自分達の健康情報を容易に入手でき、医学的に必要と指示された更なる甲状腺検査を受けるアクセスがあること。
④ 全ての避難者および住民が利用できる精神保健サービスを確保すること。

⑤　原発作業員達の放射線よる健康被害をモニターすること。

被曝量限度の規定方針に関して特別報告者は、避難区域と被曝基準量についての国の案が、現在の科学的証拠に基づくべきであり、一般集団の年間基準レベルを【一ミリシーベルト】に戻すべきであると勧告している。特別報告者は、放射線のリスクについての正確な情報および子供の場合は放射線に対してもっと敏感で健康被害を受けやすいことを考慮することの重要性を力説している。

我々は、被災者の健康のために、即時、最優先すべきことは、できるだけ被曝量を減らしていくことであるとコメントしたい。これは特に被曝リスクにもっと敏感である人々——小児と妊婦に対して言えることである。

住民が【年間五ミリシーベルト】以上の追加積算放射線量を被曝するまでになると予測される放射能汚染区域の面積は、一八〇〇平方キロメーターと推定される。

汚染区域には、かなり大きな区域となる福島市や郡山市が含まれる。両市の人口を合わせれば、およそ六〇万人となる。現在、住民が年間二〇ミリシーベルトまでの追加積算放射線量を被曝することが予測できる、幾つかの地域に帰還するように奨励されていることは、我々にとって容認できないことである。

我々は、このような許容しがたい被曝量を最小化するために、これまでよりも、もっと大きなスケールで広範囲に及び、被災住民を移住させる以外には、適切な代替案はないと考える。放射線被曝量を充分に低下させることができ、その状態を持続することが可能であるような規模の除染は、実現不可能であるということが証明されている。初期には放射能量が最大限であるので、今後の避難が実現可能な早期に行われるのであれば、最も有益性がある。

住民の放射線被曝量を最小化するのに必要なこと

・全ての放射能汚染区域に住む住民の包括的で詳記された放射線被曝（内部と外部被曝）の合計推定量のマッピング―内部被曝は全身放射線測定器（ホールボディーカウンター）による検査で確認されること。このような詳細に至るマッピングは未だ政府当局によって包括的に取り組まれていない。また、多くの政府の放射能モニタリング・ステーションの敷地が、新しく舗装されたり別の形での除染作業が為されたりして、不実なやり方で低い放射線量測定値を提示している。放射線量の測定は、利害関係に束縛されない独立した検査が為されることが極めて重要である。

・日本の放射能汚染された全区域に及ぶ陸地、海、動物、植物、食物、そして淡水の放射能を長期間に亘りモニターすること。

・放射線データは、国民が容易にアクセスできるようにすべきである。

・放射線による健康リスクに関する正確で独立した情報は、国民が容易にアクセスできるようにすべきである。年間被曝量が【一〇〇ミリシーベルト】以下であれば健康にリスクをもたらすことはないという主張は、科学的に間違っているし何の弁護の余地もない。このような主張は公式情報や教材から撤回されるべきである。

これらの綱要は全て、被災者が自分達の将来について、自分達のために、そして自分達の家族のために、インフォームド・チョイスをすることができるようにするために必要な事柄である。

放射線が境界線を重んずることなどはなく、放射性物質の降下は福島県だけにとどまらなかった。栃木、宮城、群馬そして千葉における地域も放射能汚染された。現在のところ、政府の原子力災害への対応策は人為的に福島県だけに限られている。我々は、国の取り組み対策が県境をベースにしたものでなく、放射能汚染のレベルをベースにすることを要求する。

我々は、一般民衆の最大限の被曝許容量を速やかに遅延なく【一ミリシーベルト】に戻すべきだとの特別報告者の見解に、心から同意する。原子力災害から二年以上経って、一般人にとっての被曝量が【年間五ミリシーベルト】を超えること、特に五〇歳未満の人たち、そして何よりも子供達や妊婦は、このことを避けるべきである。

長期の健康モニタリングを最も確実に為し遂げるには、相当な被曝を受けた住民全員の―其々の被曝推定量も含めて―包括的な被曝住民登録制度を確立することである。我々は、今日までに行われた、低参加率の調査では不十分であると謂う特別報告者に同意する。被曝住民登録は、その結果、彼等がどこに住んでも、国の死亡率、ガン、出生結果および先天性奇形データへの長期間連結を可能にすることになる。特に懸念されることは日本におけるガン登録の不十分さである。二〇一二年には、日本にある四七都道府県の中で、ただの一〇の都道府県にしか、このような登録がなかったのである。

健康モニタリングのプランおよび結果は、独立的、国際的にピア・レヴューされ、即座に日本語と英語で公表されるべきである。

我々も特別報告者と同様に、原子力作業員の健康状態を懸念している。二〇一二年の一〇月までに、少なくとも二万四〇〇〇人の作業員が福島第一原発で働いたと推測されている。これから何十年にもわたり、更に何万人もの現場作業員を必要とすることになる。適切な放射線防護とモニタリングの提供、および健康管理に加えて、これらの作業員の為に、原子力産業における全ての作業員の生涯の被曝量を登録する国の制度が、日本では必要である。この生涯被曝登録制度は他の国には存在しているものである。この登録制度には下請業者や公益事業従業員も含めなければならない。作業員が個人で自分達のデータへ容易にアクセスできるようにすべきである。

除染

我々は、放射線レベルを一ミリシーベルト／年以下までに低下させるために、政府の除染計画は明確な予定表を含むべきであると謂う特別報告者の勧告に同意する。

① その場限りのやり方で、多くの場所に蓄積されている大量の放射性瓦礫の貯蔵について、コミュニティーと共に計画すること。

② そして、そのような場所を明確にマークすること。

しかしながら、我々は多くの放射能汚染度の高い区域を許容可能な放射能レベルに戻すのに、除染のみに頼ることはできないことを警告する。

透明性とアカウンタビリティーそして効力的なコミュニティーの参加

核のガバナンスの領域は大部分において健康部門の範囲外にあるものであるが、それぞれの被災者およびコミュニティーが原子力災害の全ての面に関しての意思決定へ効力的な参加をすると謂う特別報告者の勧告に、我々は強く同意する。これには健康に関する全ての面が含まれるべきである。

補償と救援

我々は、二〇一二年六月に国会で可決された被災者支援法の履行が必要であるという特別報告者の勧告を支持する。

① 健康診断および原子力災害と放射線被曝による健康被害の治療は無料で提供されること。

② 東京電力に対する補償要求は敏速に解決されるべきである。

③ 人々が、―避難するのか―留まるのか―もしくは年間の追加積算被曝量が一ミリシーベルトを超す地域に帰還するのか―何れの選択をするにしても、被災者支援法のもとに履行される救援パッケージに、被災者の生活再建と修復のコストは含まれるべきである（住宅、雇用／仕事、教育などの健康の社会的決定要因に取り組むことが含まれる）。

結びの言葉

優れたガバナンスと健康への権利を現実化するには、公衆衛生と安全が意思／政策決定の中心にあることが必要である。この点において、日本政府は、原子力産業とフクシマ原子力災害に関して取り組まなければならないことが山ほどあり、深刻な欠陥を克服せねばならない。この特別報告者の有益な勧告が、もし履行されるのだとしたら、現在も進行中の原子力惨害によって被災した人々の健康／医療のニーズに実質的に取り組んでいくことができるであろう。

原子力発電に関する健康への権利

国家が、核エネルギーの平和的利用、具体的に謂えば原子力発電に対して持つ、所謂「不可譲の権利」は、世界中の人々を、どんなときでも、無差別で見境のない放射能汚染のリスクに曝す必然性を伴う。それは、未来の世代の健康と権利を蝕み、核兵器拡散のための手立てを提供することにより、核戦争と人道破滅の結果をもたらす脅威を激化させることになる。

安全で再生可能なエネルギー源への移行が、人権と健康の促進を可能にすることができる。

以上

〈記事出典コード〉サイトちきゅう座 http://www.chikyuza.net/
〔eye2286:130614〕

本文ならびに資料編の脚注

第1章　「美味しんぼ」に描かれていることは事実だ

（1）アレクセイ・V・ヤブロコフ、ヴァシリー・B・ネステレンコ、アレクセイ・V・ネステレンコ、ナタリア・E・プレオブラジェンスカ、星川淳監訳『調査報告　チェルノブイリ被害の全貌』（二〇一三年）岩波書店、三七頁

（2）松井英介『見えない恐怖―放射線内部被曝―』（二〇一一年）旬報社

第2章　「低線量」内部被曝から子どもたちのいのちと人権をまもるために

（1）国連「健康に対する権利」特別報告者アナンド・グローバー「日本への調査（二〇一二年一一月一五日から二六日）に関する調査報告書」http://hrn.or.jp/activity/srag.pdf

（2）松井英介・上田基二・谷藤真一郎「気管支分岐と気流、粒子沈着」（一九八八年）気管支学、一〇、四九四～五〇一頁

（3）カール・Z・モーガン、ケン・M・ピータソン、松井浩、片桐浩訳『原子力開発の光と影　核開発者からの証言』（二〇〇三年）昭和堂、一五三頁

（4）コルネリウス・ケラー、岸川俊明『新版　放射化学の基礎』（二〇〇二年）現代工学社、三五一～二頁

（5）松井英介『見えない恐怖―放射線内部被曝―』（二〇一一年）旬報社
（6）福島核事故の初期段階における球状セシウム含有粒子の放出 Emission of spherical cesium-bearing particles from an early stage of the Fukushima nuclear accident, Kouji Adachi, Mizuo Kajino, Yuji Zaizen & Yasuhito Igarashi, Scientific Reports 3, Article number: 2554；doi:10.1038/srep02554 受付日：二〇一三年六月一二日、承認日：二〇一三年八月一五日、公表日：二〇一三年八月三〇日
（7）Mothershill C, Seymour C.: Radiation induced bystander effects: past history and future directions Radiat. Res. 155, 759-67（2001）
（8）小川聡総監修『改訂第八版 内科学書 Vol.1 内科学総論、臨床症状』（二〇一三年）中山書店
（9）Yuri E. Dubrova*†, Valeri N. Nesterov‡, Nicolay G. Krouchinsky‡,Valdislav A. Ostapenko‡, Rita Neumann†, David L. Neil† & Alec J.Jeffreys†. Human minisatellite mutation rate after the Chernobyl accident Nature 380, 683-686（25 April 1996）
（10）佐渡敏彦、福島昭治、甲斐倫明『放射線および環境化学物質による発がん――本当に微量でも危険なのか?』（二〇〇五年）医療科学社
（11）日本化学者会議編『環境事典』（二〇〇八年）旬報社
（12）Francis CF: Epigenetics: Genetics How Environment Shapes Our Genes,（2011）, W.W. Norton & Company, New York, London.
（13）リチャード・C・フランシス、野中香方子訳『エピジェネティックス 操られる遺伝子』（二〇一一年）ダイヤモンド社

（14）Carey N: The Epigenetics Revolution How Modern Biology is Rewriting our Understanding of Genetics, Disease and Inheritance（2012）Icon Books Ltd. Omnibus Business Centre, London.

（15）有吉佐和子『複合汚染』（一九七五年）新潮社

（16）http://www.city.osaka.lg.jp/kankyo/page/0000204837.html#hokkou 及び http://www.city.osaka.lg.jp/kankyo/page/0000236566.html#hokkoukuukann

（17）卯辰昇『現代原子力法の展開と法理論〔第2版〕』（二〇一二年）日本評論社、二〜五頁

（18）Peter Kaatsch, Dr. rer. physiol.,*1 Claudia Spix, Priv.-Doz. Dr. rer. nat.,1 Irene Jung,1 and Maria Blettner, Prof. Dr. rer. nat.1 : Childhood Leukemia in the Vicinity of Nuclear Power Plants in Germany, Dtsch Arztebl Int. Oct 2008; 105(42): 725–732.

（19）Claire Sermage-Faure, Dominique Laurier4, St_ephanie Goujon-Bellec, Michel Chartier5, Aurelie Guyot-Goubin, Jeremie Rudant, Denis Hemon and Jacqueline Clavel, Childhood leukemia around French nuclear power plants—The Geocap study, 2002–2007. Int. J. Cancer: 131, E769–E780 , 2012

（20）Hesse-Honegger C. and Wallimann P. Malformation of True Bug（Heteroptera）: a Phenotype Field Study on Possible Influence of Artificial Low-Level Radioactivity. Chemistry & Biodiversity, 2008 .5.499-539.

（21）市川定夫『遺伝学と核時代　ムラサキツユクサの警告』（一九八四年）社会思想社

（22）津田敏秀『医学的根拠とは何か』（二〇一三年）岩波新書

（23）津田敏秀・山本英二「多発と因果関係——原発事故と甲状腺がん発生の事例を用いて」（二〇一三年）

科学五月号、岩波書店
(24) 日向康『田中正造を追う　その〝生〟と周辺』(二〇〇三年) 岩波書店、二〜五頁

第3章「脱ひばく」移住する権利を認めよ

(1) Yablokov AV, Nesterenko VB, Nesterenk AV. Chernobyl Consequences of the Catastrophe for People and the Environment. (2009) Consulting Editor Janette D. Sheman-Nevinger
(2) アレクセイ・V・ヤブロコフフ、ヴァシリー・B・ネステレンコ、アレクセイ・V・ネステレンコ、ナタリア・E・プレオブラジェンスカ、星川淳監訳『調査報告　チェルノブイリ被害の全貌』(二〇一三年) 岩波書店
(3) オレグ・ナスビット、今中哲二「ウクライナでの事故への法的取り組み」今中哲二編「チェルノブイリ事故による放射能災害―国際共同研究報告書」(一九九八年) 技術と人間、四七〜八頁
(4) ベラルーシ共和国非常事態省チェルノブイリ原発事故被害対策局編、日本ベラルーシ友好協会監訳『チェルノブイリ事故　ベラルーシ政府報告書 [最新版]』(二〇一三年) 産学社
(5) Thomas F. Mancuso, Alice M.. Stewart and George W. Kneale, Radiation exposures of Hanford workers dying from cancer and other causes. Health Physics 1977, 33:369-385.
(6) 「真実はどこに?―放射汚染をめぐって」この作品の日本語版は、コリン・小林氏たちエコー・エシャンジュと〈りんご野〉が制作。純益はフランスNPO「チェルノブイリ/ベラルーシの子どもたち」と内部被曝問題研究会医療部会「子ども救援基金」に寄付。

（7）日野行介『福島原発事故　県民健康管理調査の闇』（二〇一三年）岩波新書

（8）コリン・コバヤシ『国際原子力ロビーの犯罪―チェルノブイリから福島へ―』（二〇一三年）以文社

（9）津田敏秀『医学的根拠とは何か』（二〇一三年）岩波新書

（10）津田敏秀・山本英二「多発と因果関係――原発事故と甲状腺がん発生の事例を用いて」（二〇一三年）科学五月号、岩波書店

資料編

3　ドイツ放射線防護協会の提言

*1　摂取量（kg）x 放射能濃度（Bq/kg）x 線量係数（Sv/Bq）（二〇〇一年七月二三日のドイツ連邦環境省によるSV/Bqの確定値に基づく）＝被ばく線量（Sv）。1Sv = 1,000mSv。たとえば E-6とは、正しい数学的表記である10-6（0.000001）の、ドイツ放射線防護令で用いられている行政上の表記である。

*2　0.1 kg x 54,000 Bq/kg x 3.7E-6 Sv/Bq = 20mSv

*3　0.1 kg x 54,000 Bq/kg x 3.6E-6 Sv/Bq = 19.4mSv

*4　0.1 kg x 54,000 Bq/kg x 2.1E-6 Sv/Bq = 11.3mSv

*5　0.1 kg x 54,000 Bq/kg x 1.0E-6 Sv/Bq = 5.4mSv

*6　0.1 kg x 54,000 Bq/kg x 6.8E-7 Sv/Bq = 3.7mSv

*7　0.1 kg x 54,000 Bq/kg x 4.3E-7 Sv/Bq = 2.3mSv

*8　ドイツの放射線防護令の付属文書ⅥのC部2によれば、甲状腺は重要度わずか五％とされている。甲

状腺の重要度がこのように低く評価されているのは、甲状腺がんは非常に手術しやすいという理由によるものである。

*9 325.5 kg/年 x [100 Bq/kg x (2.1E-8 Sv/Bq Cs-137 + 2.6E-8 Sv/Bq Cs-134) + 50 Bq/kg x 2.3E-7 Sv/Bq Sr-90 + 0.5 Bq/kg x 4.2E-6 Sv/Bq Pu-239] = 6mSv/年

*10 414 kg/年 x [100 Bq/kg x (1.2E-8 Sv/Bq Cs-137 + 1.6E-8 Sv/Bq Cs-134) + 50 Bq/kg x 7.3E-8 Sv/Bq Sr-90 + 0.5 Bq/kg x 4.2E-7 Sv/Bq Pu-239] = 2.8mSv/年

*11 540 kg/年 x [100 Bq/kg x (9.6E-9 Sv/Bq Cs-137 + 1.3E-8 Sv/Bq Cs-134) + 50 Bq/kg x 4.7E-8 Sv/Bq Sr-90 + 0.5 Bq/kg x 3.3E-7 Sv/Bq Pu-239] = 2.6mSv/年

*12 648.5 kg/年 x [100 Bq/kg x (1.0E-8 Sv/Bq Cs-137 + 1.4E-8 Sv/Bq Cs-134) + 50 Bq/kg x 6.0E-8 Sv/Bq Sr-90 + 0.5 Bq/kg x 2.7E-7 Sv/Bq Pu-239] = 3.6mSV/年

*13 726 kg/年 x [100 Bq/kg x (1.3E-8 Sv/Bq Cs-137 + 1.9E-8 Sv/Bq Cs-134) + 50 Bq/kg x 8.0E-8 Sv/Bq Sr-90 + 0.5 Bq/kg x 2.4E-7 Sv/Bq Pu-239] = 5.3mSv/年

*14 830.5 kg/年 x [100 Bq/kg x (1.3E-8 Sv/Bq Cs-137 + 1.9E-8 Sv/Bq Cs-134) + 50 Bq/kg x 2.8E-8 Sv/Bq Sr-90 + 0.5 Bq/kg x 2.5E-7 Sv/Bq Pu-239] = 3.9mSv/年

*15 Nussbaum, Belsey, Köhnlein 1990; 一九九〇年一〇月四日付 Strahlentelex 90-91 を参照。

4 IPPNW理事会の声明：国連特別報告者の「フクシマ被曝問題報告書」

（1）訳注：One Health（ワン・ヘルス）：人間、動物、エコシステムが相互に連結しあっていることを認識するコンセプト。

参考文献

はじめに

コリン・コバヤシ『国際原子力ロビーの犯罪―チェルノブイリから福島へ―』（二〇一三年）以文社

第3章 「脱ひばく」移住する権利を認めよ

松井英介『見えない恐怖―放射線内部被曝―』（二〇一一年）旬報社

Jian Zheng, Keiko Tagami, Yoshito Watanabe et al.: Isotopic evidence of plutonium release into the environment from the Fukushima DNPP accident. Scientific Reports Published. 08 March 2012.

三宅泰雄・檜山義夫・草野信男監修、第五福竜丸平和協会編『ビキニ水爆被災資料集』（一九七六年）東京大学出版会

大石又七『ビキニ事件の真実』（二〇〇四年）みすず書房

大石又七『これだけは伝えておきたいビキニ事件の表と裏　第五福竜丸乗組員が語る』（二〇〇七年）かもがわ出版

幡多高校生ゼミナール／高知県ビキニ水爆実験被災調査団編『ビキニの海は忘れない―核実験被災船を追う高校生たち』（一九八八年）平和文化

高知県ビキニ水爆実験被災調査団編『もうひとつのビキニ事件―一〇〇〇隻をこえる被災船を追う』（二

〇〇四年）平和文化

前田哲男監修『隠されたヒバクシャ　検証＝裁きなきビキニ水爆被災』（二〇〇五年）凱風社

ロザリー・バーテル、中川保雄訳『低線量被曝の危険性―骨に蓄積する放射性核種と単球〈単核白血球〉の減少』（一九八九年）高橋昇ほか編「技術と人間」論文選、問い続けた原子力一九七二―二〇〇五（二〇一二年）大月書店

高橋博子『増補新訂版封印されたヒロシマ・ナガサキ―米核実験と民間防衛計画』（二〇一二年）凱風社

内橋克人『日本の原発、どこで間違えたのか―復刻―〝原発への警鐘〟』（二〇一一年）朝日新聞出版

Thomas F. Mancuso, Alice M. Stewart and George W. Kneale, Radiation exposures of Hanford workers dying from cancer and other causes. Health Physics 1977, 33:369-385.

Spix C.et al.: Case-control study on childhood cancer in the vicinity of nuclear power plants in Germany 1980-2003. European Journal of Cancer（2007）,44（2）; 275-84.

Hesse-Honegger C. et al.: malformations of True Bug（Heteroptea）: a Phenotupe Field Study on the Possible Influence of Artificial Low-Level Radioactivity. Chemistry & Biodiversity（2008）5（4）,499-539.

中川保雄『増補　放射線被曝の歴史　アメリカ原爆開発から福島原発事故まで』（二〇一一年）明石書店

山崎正勝『日本の核開発：一九三九～一九五五、原爆から原子力へ』（二〇一一年）積文堂

日野川静江『サイクロトロンから原爆へ―核時代の起源を探る―』（二〇〇九年）積文堂

ステファニー・クック、藤井留美訳、池澤夏樹解説『原子力　その隠蔽された真実　人の手に負えない核エネルギーの七〇年史』（二〇一一年）飛鳥新社

笹本征男『米軍占領下の原爆調査　原爆加害国になった日本』（一九九五年）新幹社
内橋克人「巨大複合災害に思う―『原子力安全神話』はいかにつくられたか？」（二〇一一年）世界五月号、三四～四四頁
カール・Z・モーガン、ケン・M・ピータソン、松井浩／片桐浩訳『原子力開発の光と影　核開発者からの証言』（二〇〇三年）昭和堂
ミシェル・フェルネクス、ソランジュ・フェルネックス、ロザリー・バーテル、竹内雅文訳『終わりのない惨劇　チェルノブイリの教訓から』（二〇一二年）緑風出版
市川定夫「ムラサキツユクサによる微量放射線の検出」（一九七四年）科学四四号、四一頁
市川定夫「遺伝学と核時代―ムラサキツユクサの警告―」（一九八四年）社会思想社
小林一雄「生態系への放射線影響―直接効果と間接効果―」『放射線化学のすすめ』（二〇〇六年）学術出版センター、八三～八五頁
コルネリウス・ケラー、岸川俊明『新版放射化学の基礎』（二〇〇二年）現代工学社、八三～九七頁
GR. Choppin、et al.: 放射化学、丸善 553（2005）
欧州放射線リスク委員会（ECRR）編、山内知也監訳『放射線被ばくによる健康影響とリスク評価―欧州放射線リスク委員会（ECRR）二〇一〇年勧告』（二〇一一年）明石書店、八九～九四頁
中手聖一「『福島県の子ども』の病死者数について」http://dl.dropbox.com/u/17135518/nakate.pdf
中手聖一、河崎健一郎「日本版チェルノブイリ法の可能性と『避難する権利』」（二〇一二年）現代思想四〇巻九号一五四～一六六頁

ナディン・リボー、ティエソ・リボー「天にまします我らが専門家よ—福島『国際専門家会議』をめぐる門外漢の考察」市民科学者国際会議実行委員会『二〇一一年九月一一、一二日市民科学者国際会議～会議録～—放射線による健康リスク～福島「国際専門家会議」を検証する』CSRP（二〇一二年）八六～九六頁

Petkau.A: Effect of Na+22 on a phospholipid membrane. Health Physics: 22; 239-244（1972）.

ラルフ・グロイブ、アーネスト・スターングラス、肥田舜太郎／竹野内真理訳『人間環境への低レベル放射線の脅威—福島原発放射能汚染を考えるために—』（二〇一一年）あけび書房

佐渡敏彦、福島昭治、甲斐倫明『放射線および環境化学物質による発がん—本当に微量でも危険なのか？—』（二〇〇五年）医療科学社

Mothershill C, Seymour C.: Radiation induced bystander effects: past history and future directions Radiat. Res. 155, 759-67（2001）

Tom K. Hei,* Li-Jun Wu,* Su-Xian Liu,* Diane Vannais,‡ Charles A. Waldren,‡ and Gerhard Randers-Pehrson*: Mutagenic effects of a single and an exact number of a particles in mammalian cells, Proc Natl Acad Sci U S A.; 94（8）: 3765-3770（1997）

佐渡敏彦、福島昭治、甲斐倫明『放射線および環境化学物質による発がん—本当に微量でも危険なのか？—』（二〇〇五年）医療科学社

Yuri E. Dubrova*†, Valeri N. Nesterov‡, Nicolay G. Krouchinsky‡,Valdislav A. Ostapenko‡, Rita Neumann†, David L. Neil† & Alec J.Jeffreys†. Human minisatellite mutation rate after the Chernobyl accident Nature 380, 683 - 686 (25 April 1996)

松井英介の主な関連著書

「低線量」放射線内部被曝に関連した、私のおもな著書を以下に列挙します。

（1）『見えない恐怖―放射線内部被曝―』（二〇一一年）旬報社、単著

（2）『放射線被ばくから子どもたちを守る』（二〇一一年）旬報社、監修、共著

（3）『放射能汚染　どう対処するか』（二〇一一年）花伝社、共著

（4）『地震と原発　今からの危機』（二〇一一年）扶桑社、共著

（5）『内部被曝からいのちを守る』（二〇一二年）旬報社、共著

（6）『福島原発事故の放射能汚染』（二〇一二年）世界思想社、共著

（7）『中・高校生と学ぶ　福島原発事故と放射能Q＆A』（二〇一二年）平和文化、共著

（8）『改訂第8版　内科学書 Vol.1 内科学総論、臨床症状』（二〇一三年）中山書店、共著

（9）『国際法違反の新型核兵器「劣化ウラン弾」の人体への影響、アフガニスタン国際民衆法廷　公聴会記録　第7集』（二〇〇三年）耕文社、共著

（10）"The Trojan Horses of Nuclear War, World Uranium Weapons Conference 2003, Hamburg Oct. 16-19,"（2004）Gewaltfreie Action Atomwaffen Abschaffen and NEIS、共著

松井英介（まつい・えいすけ）
1938年生まれ。1964年岐阜県立医科大学卒業、元岐阜大学医学部助教授（放射線医学講座）。現在、岐阜環境医学研究所所長。著書に、『放射能汚染　どう対処するか』（花伝社、2011年、共著）、『見えない恐怖—放射線内部被曝—』（旬報社、2011年）、『改訂第8版 内科学書 Vol.1 内科学総論、臨床症状』（中山書店、2013年、共著）、『Handbuch der inneren Medizin IV 4A』（Springer-Verlag、1984年、共著）など多数。

花伝選書

「脱ひばく」いのちを守る——原発大惨事がまき散らす人工放射線

2014年7月10日　初版第1刷発行

著者 ―――― 松井英介
発行者 ――― 平田　勝
発行 ―――― 花伝社
発売 ―――― 共栄書房
〒101-0065　東京都千代田区西神田2-5-11 出版輸送ビル2F
電話　03-3263-3813
FAX　03-3239-8272
E-mail　kadensha@muf.biglobe.ne.jp
URL　http://kadensha.net
振替　00140-6-59661
装幀 ―――― 黒瀬章夫（ナカグログラフ）
印刷・製本 ―― 中央精版印刷株式会社

ISBN978-4-7634-0707-8 C0036